LA

PRATIQUE DU MASSAGE

PAR

MAXIMIN GILLES

D. M. P.

EX-ASSISTANT DE VON MOSENGEIL

PARIS

ALEX. COCCOZ, ÉDITEUR

11, RUE DE L'ANCIENNE-COMÉDIE, 11

—

1890

LA PRATIQUE DU MASSAGE

LA
PRATIQUE DU MASSAGE

PAR

MAXIMIN GILLES

D. M. P.

EX-ASSISTANT DE VON MOSENGEIL

PARIS

ALEX. COCCOZ, ÉDITEUR

11, RUE DE L'ANCIENNE-COMÉDIE, 11

1890

PRÉFACE

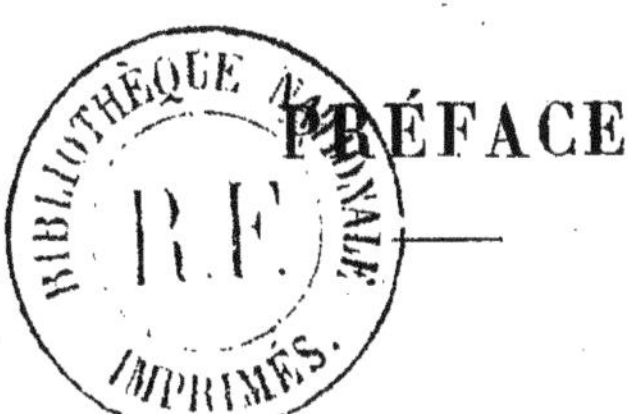

Au moment de subir nos derniers examens pour le Doctorat en médecine, nous étions fort préoccupé de différentes questions dont nous avions vainement cherché la solution autour de nous. D'un côté la chirurgie étrangère tant vantée par quelques-uns de nos maîtres, semblait nous ouvrir des horizons nouveaux. Nous lisions dans des revues, des choses qui nous semblaient presque invraisemblables et que des avis pris autour de nous nous présentaient comme au-dessus de nos ressources personnelles. Cela seul nous eût décidé à aller chercher la clef de ces prétendus mystères et de ces brillants succès.

D'un autre côté, nous étions vivement intéressé par le bruit que faisaient autour de nous les succès de la massothérapie; à Paris même, nous n'avions pu nous mettre au courant de rien ; ce nouveau problème était une raison de plus pour partir. Nous avons en horreur le mystère dans la médecine, et nous avons vu avec peine les masseurs d'Allemagne drainer l'argent de l'Europe, car ils ont une réputation acquise et méritée dont ils savent tirer parti, tandis que dans notre France libérale et progressiste, le plus mesquin des sentiments s'oppose à la diffusion d'un enseignement nécessaire et fécond autant au point de vue scientifique que matériel.

Un dernier problème se posait à nous et nécessitait un voyage à l'étranger.

Ancien interne des hôpitaux de Marseille, profondément attaché à une institution dont le principe est admirable et dont les résultats à Marseille sont immenses, nous avons voulu rechercher si les réformes introduites par l'Administration des Hospices de Marseille avaient été l'objet d'études et d'expériences préalables, si elles trouvaient comme justification d'heureux précédents.

Nous croyons absolument inutile aujourd'hui de porter un jugement sur le Majorat. Il en est des institutions comme des hommes, on les juge par l'expérience, et celle-ci est déjà faite. Nous donnerons seulement une idée générale du fonctionnement des hôpitaux en Angleterre, en Allemagne et en Autriche.

Afin de nous assurer les renseignements qui nous seraient nécessaires, nous avons sollicité de l'Ecole de Marseille une lettre de mission. Ce document nous a été accordé avec une bienveillance que nous saurons reconnaître, et il nous a été de la plus grande utilité.

On nous reprochera sans doute d'avoir consacré à notre voyage un temps insuffisant et d'avoir négligé certains centres remarquables au point de vue scientifique : Liége, Heidelberg, Wurtzbourg, Dresde, Prague, etc. Nous disposions de peu de temps et de peu d'argent, et nous nous sommes limité aux villes suivantes : Paris, Londres, Bruxelles, Bonn, Leipzig, Halle, Berlin, Vienne et Bologne. Nous exposerons, dans le cours de notre travail, ce qui nous a frappé dans notre voyage.

Notre impression générale est excellente, et nous avons été pleinement satisfait. Nous avons trouvé partout l'accueil le plus cordial et toutes les portes se sont ouvertes devant nous. Nous sommes heureux de remercier ici ceux qui ont bien voulu nous fournir des renseignements et dont la liste serait trop longue.

Mais, si nous avons reçu cet accueil, si nous avons pu rapporter à notre pays quelques idées nouvelles, c'est à lui seul et aux pressantes recommandations du monde savant et de l'Ecole de Marseille que nous en sommes redevable. Aussi, nous nous ferons un devoir de vulgariser autant que nous le permettra notre bien faible influence, la pratique de l'antisepsie et du massage. Et si notre œuvre est incomplète, si nous n'avons pu accomplir une tâche digne de ceux qui nous en ont chargés, du moins avons-nous réuni de nombreuses sources de renseignements que nous tenons à la disposition de ceux qui voudraient entreprendre de pareils voyages. Et s'il nous reste un vœu à exprimer, c'est que ces voyages soient facilités aux jeunes docteurs seuls en mesure de les entreprendre, car nous restons trop chez nous et nous avons le tort de croire qu'il suffit de lire des revues pour se tenir au courant du mouvement scientifique à l'étranger.

Bien que ce travail ne soit qu'un compte-rendu de voyage, nous nous sommes un peu étendu sur la question du massage parce qu'elle est encore presque inconnue en France ; nous avons cru devoir donner quelques raisons à l'appui des idées nouvelles émises sur les affections articulaires et sur les fractures ; ces idées, bien qu'admises en principe par les savants, sont en contradiction absolue avec le traitement institué dans la majorité des cas. Il est temps de réagir contre une routine funeste ; mais si l'on en juge par la lenteur des progrès de l'idée et de la pratique antiseptiques, cependant si françaises, on ne peut espérer la rapide vulgarisation du massage bien qu'il soit à la portée de tous les praticiens, et les succès que les masseurs habiles obtiendront dans la clientèle privée, seront certainement plus efficaces que des articles des journaux, souvent parcourus sans attention, parce qu'on ne sait comment en tirer parti.

C'est à ces quelques praticiens progressistes encore trop rares, que notre ouvrage s'adresse surtout ; ils y trouveront quelques règles sûres et de nombreux détails pratiques indispensables à connaître et sur lesquels la littérature est muette. On nous reprochera d'être incomplet ; ce n'est pas sans intention que nous l'avons été ; nous avons passé sous silence nombre de manœuvres et de procédés, et cela toutes les fois que la méthode de Bonn nous a paru infiniment supérieure ; en ce qui concerne le massage gynécologique, nous nous bornerons à un renvoi aux articles récemment publiés ; pour notre compte, nous nous en tenons aux manœuvres les plus simples sans vouloir demander au massage des résultats que bien souvent une intervention chirurgicale peut seule donner.

Nous ne donnons pas certaines manœuvres gynécologiques, bien qu'elles puissent avoir une efficacité relative, parce qu'elles nous paraissent absolument immorales. Comme on peut y suppléer, on doit les rejeter. Tout n'est pas permis au médecin et on ne doit jamais soumettre une malade quelle qu'elle soit, à des procédés dont on refuserait absolument l'application sur les siens.

Marseille, le 1er Août 1890.

LA PRATIQUE DU MASSAGE

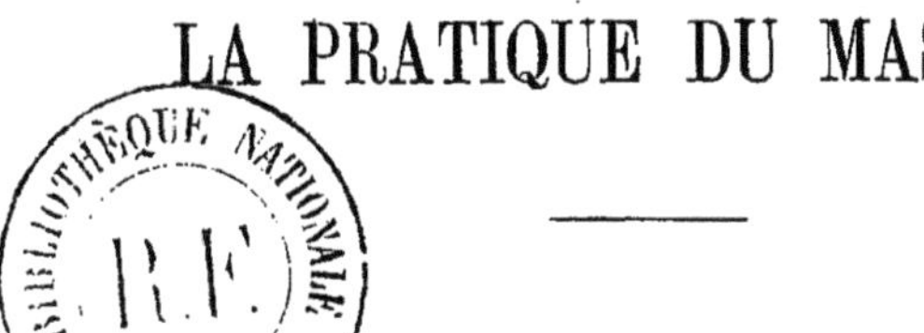

INTRODUCTION

Cette étude n'a pas la prétention d'être un traité complet, théorique et pratique de Massage. Nous avons seulement essayé de vulgariser, ce qui n'est pas encore fait dans le Midi de la France, une méthode qui a donné de tels succès, qu'elle a été appliquée jusqu'à l'abus dans le Nord de l'Europe. C'est le résumé aussi complet que possible de ce que nous ont appris nos voyages, que nous avons tenté de présenter au corps médical de Marseille sous une forme aussi pratique et clinique que possible.

Nous avons jugé inutile de rééditer ce que contiennent tous les livres sur l'historique du Massage (1). Nous ne nous étendrons pas non plus sur la bibliographie, et nous nous bornerons à citer les sources où nous avons puisé des renseignements utiles (2).

Il est bien évident que le massage a été pratiqué de toute antiquité et s'il est rentré peu à peu dans la pratique médicale, s'il se fait en ce moment de nombreuses études à ce sujet, c'est là une tendance que l'évolution des idées a rendue nécessaire ; l'indépendance de vues qui guide la science

---

(1) Voyez à ce sujet le *Traité pratique de Massage et de Gymnastique médicale* du Dr J. Schreiber. — Paris, Doin, 1884.

(2) V. *Le Massage par le Médecin*, par le Dr Léon Petit. — Paris, Coccoz, 1885, où il existe un excellent relevé bibliographique.

"><

moderne a attiré l'attention des savants sur les procédés les plus décriés, sur ceux qu'employaient les charlatans les plus méprisables et si on est arrivé à faire du massage un chapitre de tout ouvrage complet de thérapeutique c'est moins à quelques hommes, qu'à l'esprit d'investigation de notre époque que nous en sommes redevables. Nous n'en devons pas moins un tribut de reconnaissance à ceux qui, après s'être convaincus de l'efficacité de la méthode, ont eu le courage de la vulgariser et la force de caractère nécessaire pour braver les attaques des esprits prévenus et les accusations que devait nécessairement amener le discrédit jeté sur la méthode.

Malgré tous les efforts de quelques savants convaincus, le massage n'est pas encore vulgarisé en France : à part quelques rares exceptions, personne ne sait masser comment l'apprendrait-on ? Il n'existe pour l'enseignement de cet art que quelques manuels obscurs où sont exposées des méthodes différentes et différemment appliquées. Le public médical comprend que la technique ne paraît pas absolument fixée, ce qui est une erreur et cette technique qui paraît si simple ne peut encore le plus souvent être expérimentée car il n'existe en France aucun enseignement public ou privé de massage.

A l'étranger même, le massage n'entre nulle part dans l'enseignement officiel et, cependant, bien peu de savants osent aujourd'hui contester son efficacité.

Il est presque impossible de pratiquer le massage convenablement, si l'on n'a pris quelques leçons ; cependant, il faut un traité pratique pour ceux qui ne peuvent le faire, et, même ceux qui connaissent quelques éléments du massage ont besoin d'un guide dans le détail des mouvements. C'est cette lacune que l'enseignement du professeur Von Mosengeil nous a permis d'essayer de combler, et c'est surtout cette raison qui nous a décidé à publier cet opuscule.

Il est, en effet, vraiment surprenant de voir une méthode si simple et si anciennement pratiquée avec quelque succès par des empiriques prendre si difficilement dans la science la place qui lui appartient. Nous pensons qu'il est temps d'étudier à fond les résultats que l'on peut attendre du massage, mais avant d'aborder ce sujet nous allons rechercher quelles sont les causes de la lenteur avec laquelle il s'étend, de la défiance dont son application est encore l'objet.

Le massage est le mode de traitement que s'approprient le plus volontiers les charlatans ; on voit, à l'étranger, des médecins instruits avoir donné prise à ce reproche, véritable honte professionnelle, et il en est résulté que des esprits très sérieux concluant du particulier au général, et c'est, d'ailleurs, ce qui a lieu pour l'hypnotisme, ont traité tous les masseurs de charlatans rejetant sur la méthode le reproche qui n'atteignait que des personnes.

Ceci est du parti pris et le parti pris ne résiste pas à l'expérimentation : or, le massage dont on parle tant a été fort peu expérimenté scientifiquement et il est peu fréquent à l'étranger de trouver de bons masseurs.

Ceux-ci sont rares, même en Allemagne, et à Berlin, on nous a parlé d'un masseur, accepté dans les meilleures maisons, qui n'avait rien perdu de sa brutalité d'ancien sous-officier prussien.

En Angleterre, il en est souvent de même, de l'aveu de Stretch Dowse (1), nous lisons, en effet, dans son ouvrage : « J'entends souvent dire que le massage est un procédé « cruel et que le traitement couvre le malade de taches « bleues et noires ; cela est choquant à voir, un tel massage « est l'opposé de ce qu'il devrait être... (p. 10). »

Pourquoi masse-t-on si mal dans des pays où l'emploi du massage est poussé jusqu'à l'abus ? C'est que, des savants qui s'en sont occupés, les uns, comme Mezger et Von Mosengeil n'ont presque rien publié de leurs observations ; les autres, sont, en général, des chirurgiens qui ont préféré négliger cet art un peu secondaire exigeant tant de temps et de fatigue corporelle.

(1) *Lectures on Massage and Electricity in the Treatment of disease* by Thomas Strecth Dowse M. D. — Bristol, John Wright, 1889.

Certains masseurs sérieux ne veulent pas qu'on les voit masser et si on recherche leurs motifs d'agir ainsi, on arrive à les excuser.

Croire que l'on sait masser parce qu'on a vu devant soi exécuter quelques manœuvres est presque aussi ridicule que s'imaginer être menuisier parce qu'on aura vu manier la scie et le rabot.

L'art acquis par un homme à la sueur de son front, a dit à ce sujet le docteur Fothergill, ne peut pas être transféré intégralement par lui à un autre, et nous lisons dans Dowse : « L'habileté acquise individuellement ne peut pas « plus être communiquée de cerveau à cerveau que le jon- « gleur, habitué à maintenir à la fois six balles en l'air ne « peut l'enseigner à un spectateur, quelque bien doué qu'il « soit, en lui montrant son mode d'agir. Les muscles et « surtout leurs centres moteurs dans le cerveau demandent « un long apprentissage pour arriver à la dextérité néces- « saire. » Et cependant, il ne manque pas de médecins qui font sans grand succès du massage après avoir lu quelques livres plus ou moins énigmatiques, après avoir vu un masseur à l'œuvre trois ou quatre fois.

Souvent, des praticiens sans instruction spéciale, poussés par la cupidité ou la gêne, font du massage comme ils risquent *tout* ce qui peut empêcher le client de leur échapper, ne fût-ce que pour quelques séances. Les résultats sont insuffisants, quelquefois déplorables, car ceux qui les procurent manquent autant de science que de courage, et ces insuccès, qui sont le plus souvent la formation de cals douloureux, d'arthrites aiguës, de métro-péritonites, etc., discréditent la méthode autant auprès du public qu'auprès du monde médical. De tels abus sont des plus graves et *doivent* être démasqués aux yeux de tous.

Ceux qui pourraient juger la méthode s'imaginent alors qu'on a voulu leur en imposer, ils rejettent la méthode et communiquent leurs préventions aux médecins qui les entourent. Leurs malades vont alors trouver les masseurs non médecins qui les guérissent quelquefois.

Nous ferons notre possible pour éviter que de pareils malentendus se produisent autour de nous : nous nous efforcerons de former des masseurs aussi vigoureux et aussi adroits que le réclame la pratique de cet art.

L'accueil favorable que le Corps Médical des Hôpitaux de Marseille a fait à notre méthode, la bienveillance avec laquelle les chefs de service ont bien voulu mettre leurs malades à notre disposition, tout nous autorise à espérer que l'Ecole de Marseille tiendra à éprouver au creuset de l'expérimentation les affirmations des masseurs de notre époque, et à fixer les limites dans lesquelles doit se renfermer cette méthode.

Ce qui est, en effet, remarquable dans les livres qui traitent du massage, c'est le manque absolu de critique : chacun expose ses résultats sans se préoccuper de ceux de son voisin et il est bien difficile quelquefois, surtout au débutant, de prendre parti en présence d'opinions contraires ou au moins fort différentes. C'est là le propre d'une science à son début et ce desideratum montre bien la grandeur de la tâche qui reste à accomplir.

Ce n'est que lorsque l'expérimentation scientifique aura été complète que l'on pourra détruire les affirmations intéressées de ceux qui cherchent à tromper le public et faire entrer dans l'enseignement officiel une méthode qui aura acquis dans la science la place qu'elle doit remplir.

Le massage doit-il être enseigné à des médecins seulement ? Chaque auteur résout cette question à sa manière et l'on peut donner des raisons assez défendables pour un oui comme pour un non.

Weber (1) n'admet pas le massage par une femme « même comme massage hygiénique, car il faut déployer une force et une résistance que la femme ne possède pas, sauf de bien rares exceptions. » Ce n'est pas notre avis.

Selon le même auteur : « Le vrai massage, le massage

(1) *Traitement par l'électricité et le Massage*, Dr Weber. — Paris, Coccoz, 1889.

thérapeutique ne peut être pratiqué que par un médecin, parfaitement au courant de cet art... »

Nous pensons que, pour le moment, il est au moins prudent de ne l'enseigner qu'à des médecins ou à des femmes.

Il s'agit avant tout d'éviter de former des charlatans qui discréditeraient la méthode en exploitant la crédulité des malades. On doit reconnaître toutefois que pour certains massages généraux l'intervention de l'homme de l'art est inutile.

On sait aussi que le massage général est souvent indiqué chez des jeunes filles ou des jeunes femmes : dans ces cas, et surtout si on veut l'appliquer au traitement de l'hystérie, il y a des raisons très sérieuses d'employer des masseuses mieux acceptées par les familles et qui rempliront très exactement le but que se propose le médecin.

L'enseignement du massage à des femmes est une œuvre très difficile et à l'étranger on la traite beaucoup trop légèrement.

La connaissance indispensable de quelques principes généraux d'anatomie, et même celle non moins indispensable des groupes musculaires, surtout des interstices et des interlignes articulaires, exige du professeur la plus grande patience.

Ce n'est pas tout : de même que pour l'étude de la médecine, la femme doit dépouiller certains préjugés de son sexe, il faut être massé et masser pour apprendre certaines manœuvres, le massage de l'abdomen, par exemple.

Il est une autre raison qui arrête les praticiens dans cette voie ; c'est l'incertitude qui règne sur l'action physiologique du massage. A notre avis, cette question est à peu près résolue et nous espérons établir, plus tard, par la physiologie expérimentale des données que l'on peut regarder dès aujourd'hui comme certaines.

Nous n'avons trouvé nulle part bien exposé le mode d'action du massage et les masseurs que nous avons vus nous ont paru se restreindre à des théories justes mais trop exclusives ; aussi avons nous essayé de synthétiser ces vues et ce sera l'objet de notre premier chapitre.

Notre travail a été inspiré dans son ensemble par les leçons du professeur Von Mosengeil ; toutefois, le premier et le dernier chapitre nous sont absolument personnels ; nous avons cru devoir élargir le cadre de l'action physiologique du massage, vraiment trop restreint par la plupart des élèves de Mezger ; ceux-ci à notre avis font une trop grande part à l'action exercée sur la circulation, et, si l'on ne s'en tient qu'aux résultats tangibles qu'une expérimentation incomplète a donnés, on n'a plus que des bases insuffisantes.

L'action du massage sur les vaso-moteurs et sur le système nerveux en général, sur les phénomènes électro-capillaires et enfin les actions réflexes provoquées par ce mode de traitement méritent une place sinon prépondérante du moins suffisante, et là encore, il y a une lacune à combler. Nous tenons à déclarer que la plupart des vues exposées plus loin à ce sujet, nous ont été fournis en dehors de Bonn, soit par d'autres maîtres, soit par notre expérience personnelle. Le dernier chapitre a été composé à l'aide de documents divers et nous avons dû suppléer à l'insuffisance des renseignements cliniques qui nous ont été fournis. Ces éclaircissements étaient nécessaires pour que, si nous avons l'honneur d'être critiqué, chacun n'ait à supporter que la responsabilité de ses propres opinions.

CHAPITRE PREMIER

ACTION PHYSIOLOGIQUE DU MASSAGE.

Nous avions d'abord songé à exposer successivement sous la rubrique : *Théories physiologiques* du massage, les différentes hypothèses émises et plus ou moins confirmées par l'expérimentation physiologique.

Toutes ces théories sont professées avec un exclusivisme fâcheux dans les différents ouvrages et dans les différentes cliniques où il est question de ce mode de traitement.

Il y a dans toutes du vrai, aussi nous croyons devoir les étudier toutes sous le titre plus rationnel suivant : Des différents modes d'action du massage.

On nous reprochera peut-être de n'avoir pas cité un nombre suffisant d'observations dans ce premier chapitre : nous avons préféré les réunir dans le dernier et encore nous en avons réduit le nombre au strict nécessaire, on en trouvera d'ailleurs dans les traités de massage et notamment dans celui de Norström. Il est d'ailleurs, même au point de de vue thérapeutique, bien difficile de tirer des conclusions certaines de ces observations brillantes rapportées souvent par des personnes prévenues en faveur du massage. Nous avouons que dans l'ensemble elles nous ont paru trop heureuses ; le massage a ses insuccès comme toute méthode ; ils sont loin d'infirmer la théorie et ils doivent être publiés, bien que souvent l'insuccès provienne d'une erreur de diagnostic. Mais on aime peu à publier ses déconvenues quelque respectable qu'en puisse être le motif.

§ 1. — *Action du massage sur la circulation.*

Cette action s'exerce soit directement sous l'influence des manœuvres mécaniques, soit indirectement par l'intermédiaire du système nerveux vaso-moteur.

Nous ne pouvons mieux faire pour exposer cette première action que de reproduire la première leçon que nous a faite Von Mosengeil :

« Le massage agit surtout sur le système vasculaire et
« aussi sur la structure des parties massées : bien fait, il
« active la circulation et facilite les échanges. Il permet
« d'obtenir la résorption des liquides épanchés, des caillots
« et des exsudats même anciens et datant d'une année et
« plus.

« En facilitant le cours des liquides dans le système
« veineux et lymphatique, le massage agit comme une
« pompe aspirante et facilite le cours du sang et de la
« lymphe.

« Quelques expériences très simples mettent cette action
« en évidence. »

Des expériences plus rigoureuses ont été publiées par Von Mosengeil (1) et traduites dans l'ouvrage de Norström (2). Il nous suffira d'en citer une ; elles se complètent les unes les autres et sont absolument décisives.

PREMIÈRE EXPÉRIENCE.

Le 27 janvier 1875, à 9 heures du matin, on injecta dans les deux articulations du genou d'une grosse lapine une

(1) Ueber Massage, deren Technik, Wirkung und Indicationen dazu nebst experimentellen Untersuchen darüber. Verhandlung der deutschen Gesellschaft für Chirurgie, 4me Congrès. — Berlin, 1875.
(2) *Traité théorique et pratique du Massage*, par le Dr Norström.— Paris, Delahaye et Lecrosnier, 1884.

seringue de Pravaz d'une solution épaisse et noire d'encre de Chine ; quelques gouttes s'écoulèrent par l'orifice immédiatement après :

T. R. = 38,2. Massage du genou droit, à 9 heures 1/2. L'animal est vif, se promène, mange et secoue les oreilles. A 9 heures 3/4, on injecte dans chaque articulation du genou une seringue d'une solution un peu plus faible, puis on masse le genou droit. Une demi-heure plus tard, la douleur paraît plus vive que la première fois, l'animal résiste davantage, il est difficile à tenir, avant qu'on ait retiré la canule du genou droit, il fait un mouvement rapide, et la pointe est courbée ; il s'écoule un peu de liquide. Le massage paraît douloureux, mais l'articulation reprend bientôt son volume. A trois heures de l'après-midi, nouvelle injection, nouveau massage de la jointure droite seule ; elle reprend son volume, mais la gauche reste distendue. T. R. = 39 ; elle continue de s'élever jusqu'à 8 heures 1/2 du soir ; à ce moment, elle atteint 40. L'animal ne paraît pas trop mal si l'on en juge d'après son état et sa manière de se tenir. Il a beaucoup mangé : à 8 heures 1/4, nouvelle injection dans les deux genoux et massage du droit ; on ne fait plus d'injection dans la cavité du genou gauche, mais on en fait encore dans celle de droite.

Le 28 au matin, on injecte dans chaque articulation une demi seringue d'encre de Chine et on masse, puis l'animal est sacrifié.

Chaque massage avait duré une ou deux minutes. A l'autopsie on trouve dans le tissu péri-articulaire, autour de l'ouverture de la ponction et jusque dans le tissu souscutané des taches irrégulières d'encre de Chine. La coloration noire s'étend vers le haut du voisinage des vaisseaux et des interstices musculaires. Les ganglions axillaires d'un côté renferment aussi des traces d'encre de Chine, les lymphatiques afférents sont colorés en noir. De l'autre côté (l'injection et le massage avaient été pratiqués par une autre personne) il n'y avait rien dans les vaisseaux ni dans les ganglions. Les choses étaient un peu différentes au

membre inférieur, on n'avait pas fait d'injection immédiatement avant la mort, et on avait massé plusieurs fois à
des intervalles plus ou moins longs.

L'articulation fémoro-tibiale droite avait seule été massée, mais comme le lapin avait fait plusieurs sauts, on
pouvait admettre qu'ils avaient remplacé jusqu'à un certain
point le massage, et qu'il y avait eu expression mécanique
de l'encre de Chine dans les voies centripètes , par suite du
rétrécissement consécutif aux flexions et aux extensions.

L'encre de Chine pouvait avoir été poussée par les contractions musculaires dans les lymphatiques des intervalles
des muscles et les interstices du tissu conjonctif. On trouva
dans le tissu cellulaire sous-cutané, au voisinage du genou,
un peu d'encre de Chine des deux côtés ; il y en avait beaucoup plus dans les interstices et les parties profondes du
tissu conjonctif. A l'œil nu, il y a de grandes différences
entre les deux membres ; il est possible de voir de larges
dépôts d'encre de Chine dans le tissu conjonctif ; dépôts
qui s'étendent un peu à la jambe, mais surtout à la
cuisse ; du côté qui n'avait pas été massé, il n'y avait de
dépôts ni sur la cuisse, ni sur la jambe.

A la coupe de la cuisse on trouvait dans le tissu conjonctif
intermusculaire du côté droit, plusieurs dépôts importants,
principalement au voisinage des gros vaisseaux sanguins,
mais aussi partout où vont les lymphatiques cutanés. Rien
de semblable, vers la cuisse gauche, qui ne montre pas la
moindre particule d'encre de Chine. A la jambe, cette particularité est encore plus prononcée. Comme les couches
conjonctives qui séparent les muscles forment un reticulum de faible épaisseur, les arborisations à l'encre de
Chine, parfois très larges, doivent ainsi que l'a démontré
l'examen microscopique provenir de ce que les granulations
d'encre de Chine se déposent dans les cloisons cellulaires
qui enveloppent les faisceaux. J'ai d'ailleurs pu suivre avec
beaucoup de peine et seulement dans le muscle sous-crural
le dépôt d'encre de Chine, dans ces espèces d'aponévroses
de 2° et de 3° ordre.

Les ganglions inguinaux des deux côtés étaient teints en noir, surtout ceux du côté droit : deux cordons noirs de coloration intense permettaient de reconnaître les lymphatiques afférents. Au niveau de la rotule du genou massé, on trouvait une petite tache d'une coloration noire foncée ayant un diamètre double de celui d'un pois ; cette tache était juste au-dessous de la peau ; elle résultait de l'issue par l'orifice de la ponction d'une certaine quantité d'encre de Chine, à la suite d'un massage plus ou moins ancien. Toutes les autres taches étaient au-dessous du tissu conjonctif sous-cutané.

Dans toutes, l'encre de Chine était répartie et incluse dans un reticulum, de telle sorte que les doigts n'étaient pas tachés quand on le touchait ou qu'on le disséquait. Le papier blanc mis en contact avec elles prenait une coloration sanguinolente sans traces de noir. A la jambe du même côté, la diffusion s'était faite entre les muscles jusqu'au voisinage du pied, surtout du côté antérieur et interne. A gauche, on ne trouvait point d'encre de Chine au-dessus du genou, sauf dans les ganglions où l'on en découvre en petite quantité, au microscope ; vers la périphérie, on en trouve un peu plus que dans les régions correspondantes du côté droit et jusqu'au voisinage du pied.

La ponction, comme on l'a dit plus haut, doit guérir très vite. En outre, en injectant une pleine seringue d'alcool dans l'articulation préparée, mais non massée, la capsule est distendue et pas une goutte de liquide ne sort après l'injection d'alcool concentré, la synoviale, jusque-là claire et hyaline et simplement colorée en noir, se trouble et présente un aspect un peu laiteux ; la jointure se fléchit à angle obtus

Il y avait beaucoup plus d'encre de Chine dans l'articulation massée que dans celle qui ne l'avait pas été ; elle avait pénétré assez profondément pour qu'on ne se tachât le doigt en aucun point ; du côté massé, le muscle crural et le muscle sous-crural étaient très noirs ; de l'autre, ils étaient rouges et sanglants ; de sorte qu'on doit admettre qu'ils étaient appropriés pour la résorption.

Il résulte de l'ensemble des expériences que le massage pousse énergiquement les matières injectées dans les voies centripètes, qu'il active la résorption des liquides injectés soit dans les articulations, soit dans les tissus.

Ces résultats sont encore appuyés par les expériences de Höffinger, citées dans l'ouvrage mentionné de Petit (d'après Reibmayr) : ces dernières démontrent que le coëfficient d'absorption de l'eau par le péritoine est augmenté par le massage ; Recklinghausen a confirmé ces résultats par des recherches personnelles et on peut les appliquer à toutes les séreuses.

Dans son cours, Mosengeil se borne à citer des expériences plus simples et cependant suffisantes, au moins pour l'enseignement.

« Si, en exerçant une pression légère avec la pulpe du
« doigt, on remonte rapidement le cours d'une grosse veine
« du bras, on la voit d'abord vidée, puis plus pleine qu'au-
« paravant (1); la circulation a donc été stimulée ; l'action
« est la même sur les lymphatiques disposés en canaux à
« lumière prismatique dans tous les interstices angulaires
« des muscles et dans les angles que forment les différents
« faisceaux musculaires. Cette action s'exerce des gros
« vaisseaux aux petits par le même mécanisme que celui
« de la soufflerie de certaines usines : l'eau tombant en
« chûte dans un tube large entraîne l'air qui arrive par de
« petits orifices situés sur les côtés du tube. Si l'on masse
« une grosse veine, on voit les petits vaisseaux afférents
« se vider. Le contraire arriverait, si le trajet des pressions
« était fait le long des petits vaisseaux ; le cours du sang
« serait sinon retardé, du moins peu influencé.

« Dans l'intimité des tissus, le massage agit comme l'exer-
« cice musculaire, en favorisant l'abord du sang et l'élimi-
« nation des déchets. Si l'on recherche ce qui se passe dans

(1) Peut-être par paralysie vaso-motrice ou par augmentation de l'amplitude des contractions autonomes vasculaires. — V. les travaux d'Onimus et Legros.

« la fibre musculaire au moment de sa contraction, on voit
« l'espace qui sépare la substance musculaire du sarco-
« lemme diminuer : le liquide qui le remplissait passe dans
« la circulation; il n'y a plus qu'un espace virtuel ; aussi, le
« muscle ne peut-il pas rester longtemps en contraction,
« parce qu'il manquerait du blastème nécessaire aux
« échanges. Si le muscle revient à l'état normal, l'espace
« cesse d'être virtuel et se trouve rempli d'un liquide
« nouveau. »

Ces lignes expliquent assez bien l'action ordinaire de
l'effleurage et du pétrissage, mais il y a plus : indépendamment de l'action *mécanique* circulatoire, il y a une action
évidente sur le système vaso-moteur, et c'est seulement
ainsi que l'on peut s'expliquer les effets singulièrement
énergiques du massage à secousses. Cette question est à
l'étude et nous en poursuivons en ce moment la solution, à
l'aide d'expériences sur les animaux.

§ 2. — *Action du massage sur le système nerveux.*

A. *Action psychique.* — Il est certain que le massage,
en frappant le moral des malades, a produit très indirectement des guérisons étonnantes et inexplicables physiologi-
quement.

Toutes les fois que l'on aura affaire à des personnes facilement suggestibles, on pourra obtenir soit des résultats aussi
brillants qu'inespérés, soit des insuccès éclatants. Pour nous
dont l'opinion formelle est que l'on doit s'abstenir autant
que possible de s'adresser aux facultés psychiques des malades, nous nous garderons de préconiser une thérapeutique féconde en désillusions. Tout le monde convient que
l'isolement est le meilleur mode de traitement de l'hystérie,
non pas l'isolement absolu, mais un isolement qui prive
une *âme* malade d'illusions dangereuses et d'excitations
nuisibles.

La suggestion, de quelque façon qu'elle soit pratiquée,

n'agit que si le médecin a conquis sur le malade une autorité dont personne ne méconnait les dangers.

Cependant, en présence de névralgies très douloureuses,
d'accidents graves, l'hypnotisme peut être indiqué et alors
toutes les manœuvres seront efficaces, mais nous abandon-
nerons ces malades aux spécialistes, et nous n'intervien-
drons que dans les cas où une lésion, une dégénérescence
organique viendront justifier notre concours.

Nous comprendrons dans ce chapitre la mention de l'influence du massage sur la *force neurique* que nous avons
trouvée dans l'ouvrage du docteur Weber, déjà cité. Pour
nous la théorie du docteur Barety est une hypothèse et aucune de nos expériences soit sur le massage, soit sur l'hypnotisme ne nous autorise à l'accepter.

B. *Centres nerveux.* — On peut agir d'une façon indi-
recte, mais réellement efficace sur les centres nerveux,
surtout si l'on combine le massage à l'emploi très réservé
de l'électricité. Von Mosengeil a entrepris et mené à bonne
fin des cures très hardies et nous donnerons plus loin les
observations qu'il nous a été permis de recueillir à ce
sujet.

Indépendamment de l'action générale du massage, qui
améliore l'état général de ces malades, souvent déplorable,
il se produit dans bien des cas, dits désespérés, un arrêt
dans la maladie; les douleurs disparaissent, les malades
dorment, les muscles reprennent leur volume, enfin on obtient presque toujours un temps d'arrêt et les malades
reconnaissants reviennent toutes les années et finissent
quelquefois par guérir.

Le massage du cou permet d'obtenir des modifications
rapides dans la circulation cérébrale, et il est facile de le
comprendre si l'on considère le volume énorme des veines
jugulaires. On voit le profit que l'on peut retirer de cette
manœuvre.

Le massage du dos agit-il indirectement en provoquant
une paralysie vaso-motrice superficielle, une révulsion ou
bien agit-il directement sur les racines? Nous n'en savons

rien, et ce serait une pure hypothèse que d'introduire ici une action réflexe.

Pour nous, la seule explication admissible pour le moment est toute différente, et nous allons l'étudier dans l'article suivant.

On pourra difficilement prouver l'action du massage sur la marche des scléroses dans la moëlle, aussi devons-nous d'abord étudier ce que nous voyons, et peut-être cela suffit-il aux besoins de la clinique.

Les effets des maladies de la moëlle sont psychiques, névropathiques, musculaires, arthopathiques et viscéraux. En faisant marcher un malade, en lui rendant des muscles, en réduisant les rigidités musculaires, en calmant ses douleurs, en guérissant sa dyspepsie et sa constipation, on fait autant de bien à son moral que l'on en fait à l'état général.

Il y a aussi entre les phlegmasies articulaires, l'état du tissu conjonctif périarticulaire, celui des muscles voisins des relations très intimes que Charcot a fort bien mises en lumière, mais dont la physiologie pathologique est obscure. La moëlle intervient-elle dans *toutes* les atrophies consécutives aux lésions articulaires ? Nous n'en savons rien. Ce que la clinique permet de constater, c'est qu'il est fort important de combattre un à un les chaînons de cette succession de phénomènes pathologiques.

Les mouvements passifs et actifs, le massage musculaire agissent favorablement sur la marche des arthrites; le traitement de l'arthrite arrête la marche envahissante de l'atrophie.

Au contraire, on voit, lorsque le traitement est mal dirigé et surtout si, conformément aux anciens principes, on immobilise les articulations voisines, l'arthrite gagner ces dernières et l'atrophie musculaire s'étendre, puis quelquefois se généraliser.

La nature des articulations envahies, leur siége et leur multiplicité rend ainsi compte des troubles profonds et rapides que produit souvent la polyarthrite déformante ; le malade, à qui on conseille le repos, peut perdre, en quelques semaines l'usage de ses membres et, que la moëlle intervienne ou non, devient un vrai squelette. Ceci n'est pas le cas le plus ordinaire mais il n'en manque pas d'exemples, et peut-être serait-ce facile de justifier toutes les exceptions à la règle.

Nous devons dire un mot de la suspension qui, en somme, doit être traitée en même temps que le massage ; c'est un massage indirect, une élongation de la moëlle et le poids du corps est l'agent de l'extension ; c'est un procédé violent, peu sûr, mais qui donne cependant des résultats incontestables.

A notre avis, pour en faire l'objet d'une application rationnelle, il faudrait limiter par un appareil la traction quelquefois énorme qui est exercée sur la moëlle et trouver une disposition qui permette d'éviter la compression des veines du cou. A l'étranger, ce moyen de traitement est en général accueilli avec défiance, soit à cause des insuccès qu'il a donnés, soit à cause des défauts que nous signalons. On obtient des résultats sérieux par le massage seul et on s'en tient là. Nous pensons cependant que ce mode de traitement doit être conservé, car ses effets sont rapides et quelquefois remarquables, mais on devra en modifier l'application.

C. *Terminaisons nerveuses.* — Il est certain que le massage agit sur la nutrition des tissus et surtout de la peau et des muscles ; nous croyons en plus que cette action se fait par l'intermédiaire des extrémités nerveuses.

Cette assertion s'appuie sur l'observation suivante : nous avons observé trois malades ; un atteint de tabes spasmodique, l'autre de sclérose en plaques, le troisième de polyarthrite déformante et de rhumatisme musculaire chronique : ces malades présentaient tous les trois de l'atrophie musculaire et des douleurs dites rhumatoïdes. Von Mosengeil nous a fait observer chez les deux premiers, et nous avons pu le faire chez le troisième dans l'épaisseur des muscles, comme de petites cordes ; ce sont certainement de petits faisceaux musculaires contracturés; ils peuvent être assez nombreux et le muscle est ainsi en état de contracture dissociée. C'est au niveau de ces contractures que se produisent les douleurs musculaires que nous attribuons au tiraillement exercé sur les parties voisines; c'est de là que part l'atrophie qui ne tarde pas à se généraliser.

Quelle est l'origine de ces contractures? Nous l'ignorons, mais assurément elle est en relation certaine avec la lésion centrale et l'anatomie pathologique est là pour le prouver. Or ces contractures disparaissent par le massage, et avec elles l'atrophie musculaire même acquise et les douleurs; ne pourrait-on pas provisoirement proposer la solution suivante à ce problème de physiologie thérapeutique? Le massage exerce une action réelle sur les maladies de la moëlle, et cette action résulte des manœuvres mécaniques exercées sur les terminaisons périphériques des nerfs aboutissant aux centres malades et sur les parties innervées par ces terminaisons.

Une autre observation corrobore cette hypothèse : on obtient facilement la guérison du rhumatisme chronique musculaire compliqué d'atrophie, même quand la moëlle intervient, mais c'est par une double action; il faut détruire par écrasement les petites nodosités dont les muscles sont infiltrés, et agir sur les contractures musculaires limitées qui peuvent se produire.

Il est d'ailleurs probable que c'est en agissant sur les extrémités nerveuses, autant que sur la circulation, que le massage agit dans plusieurs cas d'affections générales, diabète, chlorose, etc.

On peut aussi renverser la proposition et soutenir que les désordres observés tiennent à l'altération par la maladie des extrémités nerveuses en contact avec des produits pathologiques. Le massage faisant disparaître ces derniers, supprimerait la cause du mal. Ces théories ne sont pas exclusives l'une de l'autre.

Un autre problème est celui de l'effet anesthésique du massage; il est hors de doute qu'un effleurage bien fait supprime en peu de temps les douleurs superficielles et même les douleurs profondes, celles des articulations et des points névralgiques. Pour les premières, le massage est pour l'homme et les animaux une sorte de réflexe : on se gratte. Dans les affections septiques de la peau et des tissus superficiels, indiqué ou non, un effleurage léger modère très sensiblement la douleur.

Dans les arthrites aiguës, l'effleurage ne peut être supporté que s'il est fait au début avec une douceur extrême. On peut ensuite augmenter progressivement l'énergie des pressions et obtenir des résultats vraiment étonnants.

L'action du massage est-elle directe ou réflexe ? C'est là un point très controversé ; peut-être les deux opinions trouvent-elles leur application physiologique. Les uns soutiennent l'action locale du massage, et pour eux, dans de nombreux cas, il se produirait sur place une modification de l'élément anatomique, favorisé par le coup de fouet donné à la circulation et au système nerveux ; c'est là ce qu'on pourrait appeler la théorie moléculaire du massage, mais rien n'en démontre l'exactitude.

Il est probable que l'action réflexe est prédominante dans le tapotement et le massage à secousses. Selon Dowse, les effets du massage sont indirects et pour la plupart de nature réflexe.

Goltz a démontré expérimentalement que les percussions du cœur ralentissaient les mouvements de cet organe et pouvaient même les suspendre. De même, le tapotement du ventre produit d'abord une excitation, puis la paralysie des vaso-constricteurs de l'abdomen. Ces résultats montrent qu'on doit être réservé et bien observer son malade lorsqu'on fait le tapotement de l'abdomen ; nous n'avons cependant pas eu connaissance d'accidents provoqués par cette manœuvre.

D. *Troncs nerveux.* — L'action du massage dans les névralgies est fort discutée. Les masseurs les plus sérieux la mettent sérieusement en doute dans tous les cas où la main du masseur ne peut agir sur le siége de la lésion. Il n'en est plus de même dans le cas de névrite périphérique primitive ou consécutive à un traumatisme, par exemple.

Toutes les fois qu'une lésion, quelle qu'en soit l'étiologie, aura changé le tissu conjonctif lâche qui entoure le nerf en un tissu nouveau plus ou moins serré et rétractile avec néoformations embryonnaires, le massage rendra les plus grands services en vertu de la théorie circulatoire déjà exposée. La marche à suivre devient des plus simples et l'indication est de détruire les néoformations qui seront reprises par les liquides de la circulation. Dans les cas de lésions nerveuses, proprement dites, nous appliquerons les mêmes théories indépendantes cependant de l'action fort peu connue du massage sur la sensibilité du tronc et des extrémités des nerfs. Il est difficile de se prononcer sur l'activité qui peut être imprimée aux phénomènes électro-capillaires qui se passent dans nos organes ; mais les effets obtenus, soit sur la nutrition générale, soit sur les tissus dégénérés, ne permettent pas de révoquer cette action en doute.

Nous citerons, à cet égard, une observation de Stretch Dowse prise sur une enfant atteinte de paralysie infantile :
« Ce matin, la température de la face interne de la cuisse
« paralysée (la température de la salle étant de 64°F.) était
« inférieure à 70°F. Après dix minutes de pétrissage, la
« température avait augmenté de 17°F... La réaction aux
« courants continus, avant et après le massage, est du plus
« grand intérêt. Si j'applique aux membres le courant continu, la température du membre étant de 70°F, il faut
« 11 milliampères pour amener la contraction. Je masse,
« et la température portée à 95°F s'est élevée de 25°F. Une
« nouvelle application galvanique est faite : 5 milliampères
« au lieu de 11 suffisent à produire la contraction. (*Loco*
« *citato*). » Cette expérience prouve que le massage augmente la contractilité électro-musculaire.

§ 3. — *Articulations, synoviales, séreuses, etc.*

Une articulation est un organe complexe, dont les composants ne réagissent pas d'une manière semblable sous l'influence des divers agents thérapeutiques ; aussi les étudierons nous séparément.

Os. — L'action du massage est nulle ; quand le diagnostic est posé, s'il s'agit d'une ostéo-arthrite, voici la conduite à tenir :

S'il y a cancer ou tumeur maligne, il faut s'abstenir de toute manœuvre. Si la lésion est syphilitique, il faut agir *intus* et *extra* : administrer un traitement et masser sans crainte.

Si la lésion est tuberculeuse, l'intervention chirurgicale est indiquée, mais s'il n'y a pas encore de suppuration, si l'on décide d'attendre, nous nous garderions bien d'immobiliser l'articulation à moins qu'elle ne soit sacrifiée d'avance, ce qui est plus rare qu'on ne le pense.

Synoviale. — Le grand principe qui doit désormais servir de guide dans le traitement des affections articulaires est le suivant :

Toute articulation immobilisée est perdue d'avance, sauf de très rares exceptions.

Il paraît établi, par les expériences de Menzel (1) et de Reyher (2) sur des animaux, qu'une articulation saine est gravement compromise par le seul fait d'une immobilisation prolongée ; s'il s'agit d'une articulation malade, aucun doute n'est possible : la peau, les muscles, les tendons, les aponévroses se rétractent, le membre s'amaigrit, les cartilages s'enflamment et l'ankylose survient.

Le massage permet de faire résorber les liquides et les caillots qui sont la cause banale de l'arthrite traumatique...

(1) Menzel. Langenbeck's Arch. 1871, B. xii, xxx, p. 990.
(2) Reyher. Deutsche Zeitsch. für Chir. 1873.

Les corps étrangers non résorbables seront extraits en suivant une antisepsie rigoureuse. Une fois la plaie guérie, le massage devra être pratiqué.

Le massage des synoviales tuberculeuses a donné à Von Mosengeil de merveilleux résultats. Toutes les fois qu'il n'y a pas de pus (car la présence du pus est toujours une contre-indication), il n'y a aucun inconvénient à introduire des bacilles de Koch dans la circulation, car ce bacille dont nous nous saturons tous les jours sans danger ne pullulera pas dans un milieu résistant et sera détruit ou éliminé : telle est l'opinion de notre maître et en fait l'organisme d'un malade qui marche, se distrait, mange et dort, n'est-il pas un terrain de culture bien moins favorable que celui du malade immobilisé nuit et jour dans les instruments de torture inventés par nos pères pour la perte des articulations malades ? Aujourd'hui, il n'y a plus de milieu : il faut ou se résigner à laisser périr un malade atteint d'une affection articulaire au-dessus des ressources de l'art, ce qui est fort rare, ou bien intervenir chirurgicalement, ce qui entraîne quelquefois la perte d'un article, ou bien mobiliser dès le début.

La mobilisation peut être constante ou intermittente ; si, dans les cas d'affections articulaires chroniques, il y a, en général, avantage à laisser les membres absolument libres, il n'en est pas de même dans les cas aigus. Nous avons alors recours à l'immobilisation pendant l'intervalle qui sépare les séances de massage et le meilleur moyen à employer est l'appareil plâtré que l'on fera aussi léger que possible ; mais, dans ces cas, il faut avoir soin de faire exécuter au moins une fois par jour des mouvements aussi étendus que possible à la jointure malade; c'est le seul moyen d'éviter la raideur.

Raideurs articulaires. — Lorsque l'on a affaire à une ankylose peu ancienne, incomplète, lorsqu'enfin on peut s'en tirer sans résection, on doit employer le massage.

Nous décrirons plus loin la technique de ce traitement, mais nous devons signaler ici un fait singulier qui nous a frappé bien souvent:

Il arrive, dans la majorité des cas, que les mouvements reviennent sans effort ; l'articulation reprend sa mobilité peu à peu sous l'influence seule des frictions et sans que les mouvements actifs ou passifs dépassent la limite où commence la douleur.

Dans les cas où le massage seul échoue, on obtient des résultats rapides sans aucun danger d'arthrite en combinant les mouvements forcés avec anesthésie au massage. S'il y avait un commencement d'arthrite, il faudrait bien se garder de suspendre le traitement, car une inflammation légère, dont on sera toujours maître, ne fait qu'activer la résorption des produits pathologiques.

Ces produits pathologiques sont composés constamment de tissu conjonctif, mais ils ne se résorbent pas tous de la même façon et avec une égale facilité ; au point de vue du pronostic, il faudra toujours établir une différence profonde entre les néoformations résultant d'un processus chronique et celles qui résultent d'affections aiguës, destructives, ulcératives ou traumatiques. L'expérience est déjà faite pour les rétrécissements de l'urèthre ; les rétrécissements dits inflammatoires se guérissent en général avec une grande facilité par la dilatation progressive qui n'est qu'une forme du massage ; il n'en est pas de même des rétrécissements cicatriciels qui exigent le plus souvent tôt ou tard une intervention active. Or, les propriétés des néoformations conjonctives sont les mêmes partout et on viendra toujours mieux à bout d'une raideur consécutive à un rhumatisme que d'une raideur consécutive à un phlegmon.

Capsule, ligaments. — L'action du massage sur ces organes ressort de ce que nous avons déjà dit. Dans le cas d'entorse, la réunion des parties déchirées ou la formation des liens nouveaux ne peut avoir lieu que si tout épanchement, tout caillot a disparu : c'est l'œuvre du masseur ; le reste n'est rien, et tous les désordres sont réparés avec une rapidité étonnante.

Muscles. — Les affections articulaires sont accompagnées de troubles musculaires dès leur début, et cela quelle que soit la nature de l'arthrite. C'est même un moyen de diagnostic souvent précieux que l'atrophie, le changement de consistance du muscle et l'empâtement léger du tissu conjonctif intra et péri-musculaire ; certains muscles sont même remarquablement atteints : les fessiers, dès le début des coxalgies, le deltoïde dans les affections de l'épaule, les muscles de l'avant-bras dans celles du poignet.

On vient facilement à bout de ces désordres par l'emploi combiné du massage et de l'électricité.

§ 4. — *Fractures.*

On peut admettre en principe que toute fracture doit et peut être massée toutes les fois que la peau n'est pas intéressée et que la gravité des désordres n'exige pas une intervention sanglante immédiate.

Il y a deux espèces de fractures au point de vue du massage : celles où l'immobilisation absolue des fragments est nécessaire, celles où elle est inutile ou nuisible.

Dès qu'une fracture se produit, il se fait une hémorrhagie entre les fragments divisés et l'on a bientôt deux corps étrangers dans le foyer de la fracture : un liquide, en quantité quelquefois considérable, et un caillot. Tant que ces corps étrangers sépareront les deux fragments, le travail de consolidation est impossible ou du moins entravé.

Le caillot est un agent irritant dont la résorption est lente : le liquide passe le plus souvent à travers les interstices musculaires et forme dans les tissus des épanchements nuisibles à tous égards.

Pendant ce temps, les articulations voisines se prennent et à la suite de l'hydarthrose banale viennent les raideurs articulaires, l'atrophie des muscles voisins, etc.

Dans le cas d'une fracture soumise au massage, les choses se passent bien différemment.

D'abord le liquide exsudé est promptement résorbé, les caillots sont détruits et les débris des globules viennent faire de longues traînées sur le trajet des gros troncs lymphatiques tandis que de larges taches ecchymotiques démontrent que tous les lymphatiques de la région prennent leur part du travail de résorption. Si le massage est bien fait, au bout de quelques jours les fragments sont au contact et rien n'empêche désormais leur réunion qui se fait immédiatement : C'est ainsi qu'au bout de *sept jours*, un malade âgé de 38 ans, en traitement dans le service de M. le professeur Villeneuve, a pu commencer à marcher et cela sans aucune espèce d'appareil. Chez une malade âgée de 68 ans, atteinte de fracture double des malléoles et de fracture du col du fémur à gauche ; les malléoles étaient solides le seizième jour et la malade a pu commencer à marcher. Au fond, tout cela est très naturel, et si l'on nous objectait que l'immobilité est une condition nécessaire à la consolidation des fractures, il nous est facile de répondre. Indépendamment des résultats que donne le massage, nous avons deux espèces de fracture où l'immobilisation est impossible : la fracture de la clavicule et celle des côtes. Dans la première espèce, le luxe de bandages que les chirurgiens de toutes les époques ont inventé montre la grandeur de la difficulté à mettre les fragments au contact ; notre expérience hospitalière qui porte sur une vingtaine de cas, nous a démontré qu'on n'y arrive que *par hasard* et d'une façon tout à fait exceptionnelle, et cependant, malgré l'action inverse de muscles que l'on ne peut tenir au repos, quel que soit le procédé que l'on ait appliqué, la consolidation se fait dans un délai presque invariable, avec un gros cal que les circonstances rendent presque inévitable.

On s'imagine peut-être limiter les mouvements des fragments dans les fractures de côtes, en entourant le thorax d'une cuirasse de diachylon : c'est une erreur profonde. Nous avons pris sur deux malades atteints de fractures de côtes le tracé pneumographique de la respiration avant et après l'application de l'appareil. Il suffit d'examiner ces tracés pour voir que rien n'est changé, et l'utilité de ces appareils est pour nous des plus contestables.

FRACTURE DE COTES

Salle Moullaud n° 5. Trois février 1889. F. 80.
La ligne descendante représente l'inspiration.
Direction des tracés ⟩—

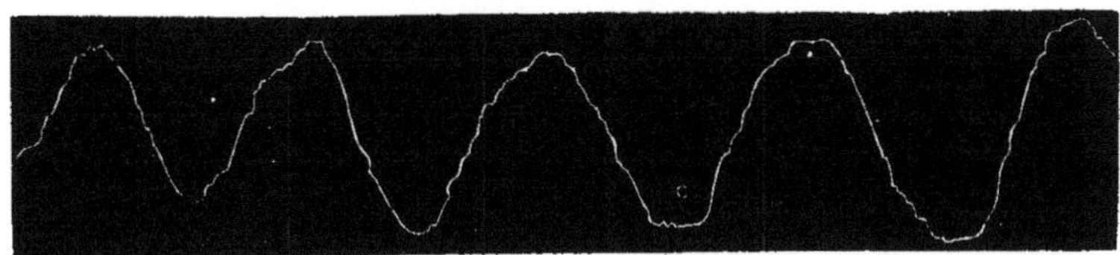

Tracé n° 1 pris sur l'ensemble du thorax à nu avant l'application de l'appareil en diachylon
(Hauteur moyenne du thorax).

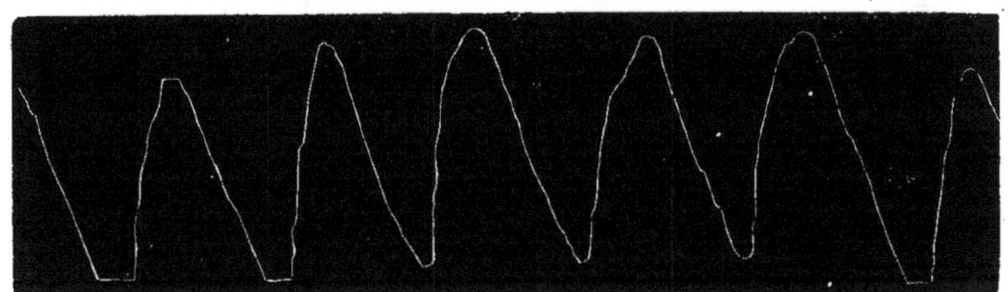

Tracé n° 2 pris après l'application de l'appareil.

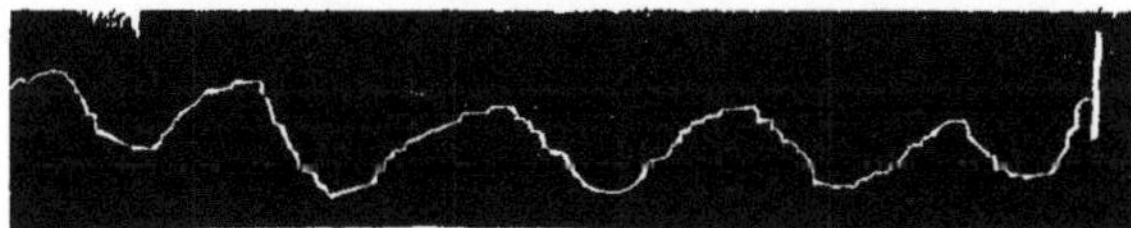

Tracé n° 3. — Demi-diamètre gauche au niveau des côtes fracturées
(avant l'appareil).

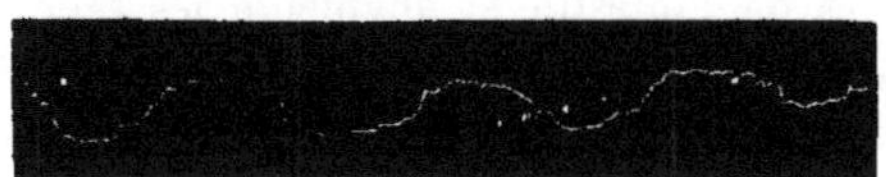

Tracé n° 4, — Demi-diamètre droit au niveau des côtes fracturées
(avant l'appareil).

N.-B. — La fracture a été constatée à droite sur les 4ᵉ et 5ᵉ côtes,
à gauche sur les 6ᵉ, 9ᵉ et 10ᵉ côtes.

Dans la dernière partie de ce travail, nous reviendrons sur cette question de l'opportunité du massage des fractures ; au moins du massage tardif quand on ne peut faire autrement.

L'application de ces idées modifie un peu les appareils à employer pour maintenir les fragments. Lorsqu'on en met, ils doivent être légers, petits, permettant un enlèvement facile : c'est l'appareil plâtré qui remplit le plus souvent ces indications : *en aucun cas* les articulations voisines ne doivent être immobilisées.

§ 4. — *Nutrition.*

L'action du massage sur la nutrition en général a été étudiée par Zabludowsky (1) à l'Institut physiologique de Berlin. Les recherches de ce savant ont porté sur les facteurs suivants : poids du corps, force des muscles de la main, température (rectum et aisselle), pouls, respiration, quantité et densité de l'urine, sa composition, quantité de matières fécales en vingt-quatre heures.

Voici les résultats de ces recherches résumés dans l'ouvrage de Petit :

Augmentation de la force musculaire au dynamomètre ; chez les individus robustes ainsi que chez les femmes délicates on observe une diminution du poids du corps et une augmentation des matières azotées et de l'acide sulfurique. Chez les sujets moyens, la quantité d'urine diminue et l'acide sulfurique augmente.

Le massage de l'abdomen a activé les mouvements péristaltiques de l'intestin et augmenté les selles. En résumé, suractivité des fonctions vitales, accompagnée d'un sentiment de bien-être et de souplesse dans les mouvements, augmentation de l'appétit et du sommeil.

(1) Zabludowsky. Massage chez l'homme sain. (*Wojenno-Medicinsky Journal*). Saint-Pétersbourg, 1883. — Action physiologique du Massage. (*Centralblatt für die Medicin*). Wissenschaften, 1883, n° 14.

Au point de vue des muscles, citons dans Petit, toujours d'après le même auteur, l'expérience suivante :

Un sujet, le coude appuyé sur une table, soulève huit cent quarante fois de suite un poids d'un kilogramme de seconde en seconde, le bras passant de la position horizontale à la position verticale, de façon que la main touche l'épaule. Après cette série de mouvements, courbature complète, que cinq minutes de massage firent complètement disparaître, au point que le bras, ayant retrouvé toute sa force, put recommencer onze cents fois le même exercice. Le sujet déclare qu'il constate une grande différence entre un repos et une séance de massage ; c'est ainsi que le bras, après avoir soulevé six cents fois un poids de deux kilogrammes, est resté engourdi malgré cinq minutes de repos, tandis qu'un massage de même durée lui a rendu toute sa vigueur.

§ 5. — Peau.

On peut agir par le massage sur les nombreuses relations physiologiques de la peau.

La toilette de l'épiderme et des orifices glandulaires, l'expression des glandes sébacées et sudoripares favorise l'élimination des déchets organiques ; on agit donc favorablement sur *la nutrition générale*.

Comme conséquence de ce qui précède, on obtient une excitation de *la circulation périphérique*, et cette action, que le tapotement peut rendre très puissante, peut être employée soit comme *adjuvant de l'organe central*, soit comme *dérivatif* dans les congestions viscérales (V. infra). De même suite *la respiration cutanée* se fait mieux, et cette action complexe explique les succès obtenus dans le traitement des affections générales, cardiaques et rénales.

Nous avons déjà parlé des effets *thermiques* et *anesthétiques* du massage : c'est sur la peau que ces résultats se montrent dans leur plus forte intensité.

Dowse a insisté sur les relations qui existent entre l'état de la sensibilité de la peau d'une part, les *affections nerveuses centrales* et les *états psychiques anormaux* de l'autre. Ces études sont connues quoique peu vulgarisées en France, nous n'y insisterons donc pas.

Il est certain que si ces relations évidentes dans les observations du docteur Auzony sont plus que des coïncidences, celles qui unissent le système vaso-moteur de la peau aux impressions de l'âme sont de connaissance vulgaire, comme la rougeur de la face qui trahit nos émotions èt celle de la peau du thorax qui se montre souvent quand on découvre brusquement les seins d'une femme.

Il serait certainement dangereux pour le moment d'introduire de pareils éléments dans la physiologie thérapeutique du massage, mais nous devons au moins les signaler.

CHAPITRE II

§ 1. — *De l'enseignement du massage.*

Il est incontestable que si le massage pouvait être appris sans le secours d'un maître, il se serait depuis longtemps vulgarisé en France. Schreiber prétend que le traitement mécanique peut s'apprendre dans les livres et il exprime « la con- « viction tirée de son expérience personnelle que l'on peut « sans maître acquérir les connaissances et l'habitude néces- « saires, pourvu que, dans chaque cas, on soit bien pénétré « du but à atteindre, c'est-à-dire de l'effet physiologique (1). »

Nous ne saurions accepter cette proposition. Il est certain que le massage le plus rudimentaire suffit à procurer de bons effets ; avant d'entreprendre notre voyage, nous avions obtenu des résultats très sérieux dans le service de M. le professeur Villeneuve, et il s'agissait de cas graves. Mais nous avons pu nous convaincre, soit par l'enseignement que nous avons reçu, soit par celui que nous donnons du principe suivant que nous opposons à la proposition de Schreiber.

Il est impossible de pratiquer le pétrissage et le massage à frictions après en avoir lu la description sur un livre.

Nous décrirons ces manœuvres, mais notre travail seul ne formera aucun masseur et nous voudrions savoir combien le livre de Schreiber, qui a été lu en France, en a formé. Celui qui n'a pas travaillé longtemps sous la direction d'un bon maître sera arrêté par une timidité justifiée et ne pourra entreprendre sans danger la guérison des cas où le massage trouve son indication la plus pressante.

Aussi, rien ne nous étonne de lire plus loin les lignes sui-

(1) *Traité pratique de massage et de gymnastique médicale,* par le Dr J. Schreiber. Paris, Doin, 1884.

vantes, qui dénotent l'insuffisance des résultats que sait obtenir Schreiber.

« Contre un troisième genre de phénomènes, qui manquent
« rarement dans les entorses graves, je veux dire la déchirure
« des ligaments et l'arrachement des fragments osseux, le
« massage est naturellement impuissant. Il peut répartir
« l'épanchement sanguin sur une grande surface et en hâter
« ainsi la résorption ; mais il ne peut amener la guérison des
« fibres déchirées. Pour l'obtenir, il faut du temps, et le repos
« dans un appareil fixe dont l'usage est indispensable. Il
« serait absurde de vouloir guérir rapidement toute entorse
« par le massage et les mouvements. Quand ces graves com-
« plications existent, on retarde la guérison au lieu de la
« hâter, les mouvements peuvent même transformer l'entorse
« en arthrite chronique, ce qui est l'accident le plus grave du
« traitement mécanique. »

De nombreuses observations font justice de ces affirmations;
nous pensons que le meilleur moyen d'amener rapidement les
parties séparées *quelles qu'elles soient* à se réunir est de faire
disparaître les liquides et les caillots qui les séparent ; ceux-
ci sont la cause la plus fréquente des arthrites chroniques, et
si, dans certains cas, la guérison tarde à venir, ce qui est
incontestable, c'est qu'il s'agissait d'une complication peu
décrite et cependant fréquente : nous voulons parler de la
contusion du périoste et de l'os, accident que nous a signalé
Von Mosengeil et qui ne peut se guérir qu'assez lentement.

Dans l'état actuel de la science, celui qui veut apprendre le
massage doit lire les quelques ouvrages qui ont paru à ce
sujet, mais il doit ensuite se confier à un maître auprès
duquel il restera un mois *au moins.*

Il serait à souhaiter que le massage entrât partout dans la
pratique hospitalière ; les chefs de clinique seraient tout
désignés pour cet enseignement. Il nous a fallu aller à Bonn
pour trouver auprès d'un éminent professeur ce que nous
avions vainement cherché partout, et si nous avons dû payer
à l'étranger un lourd tribut pour ces leçons, du moins faisons-
nous le vœu que bientôt l'étranger lui-même puisse venir

puiser à peu de frais ces notions dans notre enseignement officiel si libéral, si largement ouvert à toutes les nations.

Il y a, en Angleterre, plusieurs écoles où le massage est enseigné ; elles sont, en général, considérées avec peu de faveur par le public médical, qui, à tort ou à raison, voit partout un peu de charlatanisme.

Nous avons visité en détail la clinique du professeur Stretch Dowse, à Londres, les manœuvres employées se rapprochent de celles qui nous ont été enseignées à Bonn, et, à part le massage à frictions que nous ne pouvons juger (ne l'ayant pas vu pratiquer), nous croyons qu'il y a là un excellent enseignement.

Nous pensons aussi devoir parler ici de l'Institut Mécanique du docteur Schütze, à Berlin. Les établissements de ce genre prêtent un peu à la critique et on ne la leur a pas ménagée. Notre devoir à nous n'est pas de savoir si un établissement a été construit dans un but commercial, si l'on cherche à frapper l'imagination des clients. On nous présente des appareils, on nous expose une méthode ; nous devons nous borner à apprécier et c'est ce que nous allons faire.

Dans ces établissements, nous distinguerons trois sortes d'appareils :

1° Appareils pour les mouvements actifs. Ils sont construits sur les indications du docteur Zander ; on peut, à l'aide de ces appareils, graduer la force qu'on exige des muscles ; une disposition ingénieuse fait que pendant la flexion, par exemple, l'effort à vaincre, d'abord très faible, croît jusqu'à la flexion moyenne pour diminuer ensuite.

Ces appareils sont excellents ; on tâche, au moyen de points d'appui, de neutraliser les effets de la contraction des antagonistes ; la résistance peut être facilement évaluée, modifiée ; bref, nous les approuvons sans réserve.

2° Appareils pour les mouvements passifs. Nous ne saurions les recommander, car les mouvements passifs, lorsqu'ils sont indiqués, doivent être faits par le médecin et non par des machines ; cela nous semble tellement évident, qu'il serait superflu de justifier notre opinion.

3° Appareils de massage. Ils peuvent rendre quelques services pour le massage général, mais ils sont loin de répondre aux indications ; l'effleurage pratiqué par l'appareil n'a d'effleurage que le nom ; c'est, en réalité, un tapotement ; le pétrissage est fait aveuglément par des courroies qui s'attaquent aux masses musculaires et aux saillies osseuses ; en somme, après mûre réflexion, nous rejetons ces appareils coûteux, encombrants, exigeant une machine à vapeur, des courroies de transmission et toute une installation qui fait sourire le praticien.

M. le docteur Schütze a répondu à nos objections, qu'il reconnaissait l'insuffisance relative des appareils de massage ; des masseurs exercés sont attachés à son établissement, mais en nombre insuffisant : la machine produirait des effets incontestables et supérieurs aux manœuvres de mauvais masseurs ; c'est bien possible, mais nous préférerions réduire notre clientèle ou former un plus grand nombre d'aides.

§ 2. — *Préliminaires.*

Avant d'aborder le programme d'enseignement du professeur Von Mosengeil, que nous acceptons sans réserves, il nous faut répondre à quelques questions préliminaires d'une importance capitale.

Nous parlerons plus loin de la position à donner au malade : le masseur se tiendra, selon les circonstances, debout ou assis. Il doit être à droite du lit et en face du malade, *autant que possible*. Un bon masseur doit être ambidextre et savoir masser dans toutes les positions plus ou moins commodes qui lui seront imposées par les circonstances.

Faut-il oindre les parties malades avant le massage ? Non, autant que possible, surtout si on doit ensuite faire usage de l'électricité, beaucoup plus douloureuse lorsque les électrodes sont appliqués sur des parties graissées. Cependant, il est certains massages que l'on ne peut faire si l'on ne se sert d'un corps gras ; nous proposons l'axonge ou l'huile d'olive, qu'il

sera bon de mélanger à une substance antiseptique. Von
Mosengeil emploie l'huile ou la graisse phéniquées ; nous
employons en ce moment l'huile d'olive ou l'huile d'amandes
douces tenant en dissolution deux pour cent de salol. L'été, il
est à peu près impossible de masser à sec; les manœuvres sont pénibles pour le malade et pour le chirurgien ;
ce dernier point mérite une considération sérieuse, car le
massage est plus fatigant qu'on ne le pense généralement,
surtout le massage à frictions. Il faut, autant que possible,
s'abstenir de raser les parties à masser, mais il ne faut pas
s'arrêter non plus à des raisons de convenance par trop pué-
riles, et il vaut infiniment mieux raser une surface malade que
d'imposer à un patient des souffrances réelles autant qu'inutiles.

On peut dire en thèse générale qu'il est nécessaire de se
servir d'un corps gras toutes les fois que l'on doit exercer des
manœuvres très douces, c'est-à-dire dans les cas aigus et
dans ceux où l'on doit pratiquer le massage à frictions.

On doit toujours masser à nu. Il est impossible de faire un
massage sérieux au travers d'une étoffe quelle qu'elle soit ;
ajoutons qu'un pareil massage exposerait le malade à des
pincements inévitables. Tout ce qu'on peut faire, par raison
de convenance, est de passer les mains sous les vêtements,
mais cette pratique n'est rien moins que commode, même
pour le massage de l'abdomen, car les vêtements tendent à
remonter.

Les muscles doivent toujours être dans la résolution pendant le massage ; dès que le malade, soit volontairement, soit
involontairement se contracte, on s'arrêtera et on attendra
la résolution pour continuer ; dans le massage de l'abdomen,
il y a des personnes chez qui la résolution musculaire est très
difficile à obtenir ; on y arrivera toujours avec de la patience
et en commençant par des pressions douces mais franches, car
des pressions légères et irrégulières agiraient comme le cha-
touillement et produiraient le contraire de ce que l'on veut
obtenir.

Les ongles du masseur doivent être coupés aussi ras que

possible et on ne doit pas perdre de vue que la moindre égra-
tignure peut avoir des conséquences sérieuses surtout sur les
diabétiques et les rénaux.

Un praticien d'une force ordinaire ne peut se charger de
traiter un nombre considérable de malades, car le massage est
très fatigant : or, cinq heures de travail peuvent être considérées comme un maximum élevé qu'on ne doit pas dépasser :
cela fait une dizaine de malades et c'est beaucoup présumer
de ses forces que de se charger d'un travail pareil. Aussi, nous
ne conseillerons cette spécialité qu'à des médecins grands
et vigoureux, décidés à gagner leur pain à la sueur de leur
front ; et nous pensons que cette dernière expression ne saurait être employée plus à propos.

Nous ne parlerons pas des instruments de massage, absolument inutiles à notre avis. Celui qui ne sait ou ne peut se
servir de ses mains devra abandonner une spécialité où il ne
saurait réussir. Les instruments ne sauraient s'appliquer qu'à
l'effleurage, en négligeant les interstices musculaires, ce qui
est une piètre manœuvre, et au tapotement ; or, cette dernière
manœuvre a peu d'applications et ce n'est pas la peine
de s'embarrasser d'instruments pour la pratiquer.

Combien de temps doit-on consacrer à une séance de massage ? Il est impossible de le dire. Dans les cas aigus, on se
borne à l'effleurage ou à des frictions très légères qui dure-
ront un quart d'heure au plus pour une région ; dans les cas
d'arthrites chroniques on peut prolonger les séances, mais
bien souvent les articulations sont multiples et le masseur
doit nécessairement réduire la durée du massage de chaque
articulation à trois ou quatre minutes, ce qui est juste suffisant. Le massage général dure environ vingt-cinq minutes.

On ne doit jamais exercer de manœuvres de force, s'il y a
de la douleur : au début du traitement d'une affection de ce
genre, d'un hématome, par exemple, on passera d'abord
au-dessus de la partie douloureuse sans la toucher, on fric-
tionnera les parties voisines et on n'abordera la tumeur
qu'après un effleurage très doux qui en aura amoindri la

sensibilité. Toutefois, selon Von Mosengeil (1), on ne devra pas oublier qu'un massage continu produit beaucoup plus vite la guérison qu'un massage interrompu.

§ 3. — *Enseignement du professeur Von Mosengeil.*

Nous nous efforcerons ici de reproduire aussi exactement que possible l'enseignement que nous avons reçu à Bonn. Cet enseignement est certainement parfait au point de vue pratique : c'est en massant ses élèves, c'est en se livrant à leurs mains inexpérimentées que Mosengeil arrive à former des élèves sûrs et je ne pense pas qu'aucun d'eux ait démérité de son maître. Les leçons sont courtes au début; une fois le mouvement à l'étude compris et correctement exécuté, la leçon est terminée; le dernier mouvement a formé dans le cerveau une empreinte qui deviendra le lendemain une impulsion efficace. Il ne faut jamais amener chez les débu-tants la fatigue, source des mauvaises habitudes, souvent difficiles à corriger. Plus tard, l'enseignement va vite et Mosengeil n'a pas hésité, au bout d'une vingtaine de jours, à nous confier des malades de sa clientèle. Le seul regret que nous ayons à exprimer est que cet enseignement si exact, au point de vue technique, ne soit pas plus complet au point de vue clinique : pour notre compte, nous avons puisé autant que nous l'avons pu à ce riche trésor d'expérience acquise et de consciencieuse expérimentation. Cela nous a suffi pour comprendre tout ce que l'on peut attendre du massage même en ne lui demandant que le minimum de ce qu'il peut donner.

Dans la première leçon, Von Mosengeil expose les principes généraux du massage sur lesquels nous croyons nous être suffisamment expliqué.

Il exerce d'abord l'élève à l'effleurage à sec. L'effleurage

---

(1) Ueber Massage, deren technik, wirkung und Indicationen dazu nebst experimentellen Untersuchungen darüber. Verhandlungen der, deutschen Gesellschaft für Chirurgie ; 4ᵐᵉ Congrès, Berlin, 1875 pᵒˢ 159-160.

doit se pratiquer, en général, avec la face palmaire de la main et la pulpe des doigts, jamais avec l'extrémité des doigts. La main doit rester souple et appuyer par toute sa surface et également des deux côtés : si l'on croit devoir augmenter la pression sur un point, ce sera avec les éminences thénar, hypothénar ou les bords de la main, mais jamais avec l'extrémité des doigts ; sous l'influence de l'exercice, la main devient d'une souplesse remarquable et contourne sans effort les saillies osseuses : tous les points de la circonférence du membre doivent supporter une pression égale et s'il est un point où l'on doive diminuer la pression, c'est lorsqu'on franchit une saillie osseuse. Rappelons que les ongles du masseur doivent être coupés très ras.

L'effleurage doit s'apprendre muscle à muscle ou plutôt par groupes musculaires.

On effleurera d'abord les extenseurs et les supinateurs de l'avant-bras gauche, ce qui nécessite l'emploi de la main gauche. La main doit toujours être souple, exercer une pression uniforme refoulant les liquides du côté du cœur et des ganglions ; on voit, d'ailleurs, pendant un effleurage bien fait, les veines se creuser en deçà de la main du masseur. La main est appliquée à plat sur l'avant-bras : l'extrémité des doigts suit le bord externe du grand palmaire, le pouce, la cloison intermusculaire externe et postérieure qui remonte obliquement de bas en haut et de dehors en dedans le long de la face dorsale de l'avant-bras. Les mêmes limites guideront la main dans le massage des fléchisseurs, des pronateurs et des cubitaux.

2° Exercice. — Effleurage de l'avant-bras droit.

DEUXIÈME LEÇON.

Même exercice.

Muscles du bras.

Biceps. — On le prend entre le pouce et l'index, puis on aplatit la main de façon à saisir sans secousse et sans inter-

ruption le corps du muscle, puis, tandis qu'on suit en haut
le contour du deltoïde, on pénètre en bas dans le creux de
l'aisselle que l'on suit aussi haut que possible : en fait, on
comprend le coraco-brachial dans cette manœuvre.

Triceps. — On engage le pouce et l'index au-dessous de
l'olécrâne sans exercer de pression forte sur cette saillie
osseuse, ce qu'il ne faut jamais fairé, puis on saisit le muscle,
sans jamais appuyer du bout des doigts. On termine comme
pour le biceps, en suivant le contour du deltoïde et le long
du tendon de la longue portion du triceps, aussi haut que
possible.

Deltoïde. — Le deldoïde est un muscle triangulaire trop
volumineux, en général, dans sa partie supérieure pour pouvoir être saisi dans une main. On l'effleure, en général, avec
les deux mains en suivant chaque fois avec le bord cubital
de la main un des interstices, alternativement.

Groupe antéro-externe des muscles de la jambe. — Ces
muscles sont recouverts par une aponévrose dense et l'effleurage avec la main à plat est insuffisant. On effleurera d'abord
avec la main à plat, en tenant le pouce juste en dehors de crête
tibiale dans la dépression qui se formera naturellement sous
le doigt. Puis, on fléchit les doigts et la main et on pratique
un effleurage énergique avec l'extrémité des premières phalanges, en ayant soin d'étendre peu à peu la main de façon à
déployer le maximum de force à la partie moyenne du muscle. Il faut se garder, dans ce genre de massage, d'exercer
des pressions sur les parties osseuses qui se trouvent directement sous la peau : ici, il s'agit de la tête du péroné et du
tubercule du jambier antérieur : l'effleurage devra donc être
pratiqué sur un espace beaucoup plus restreint dans la
seconde manœuvre.

Le massage des membres inférieurs se fait soit sur le malade couché, soit sur le malade assis ; dans le dernier cas,
l'opérateur s'assied sur un siège un peu bas, à droite du
malade pour la jambe droite et même pour les deux membres
s'il n'est ambidextre. Le genou du malade porte sur la cuisse
de l'opérateur la plus rapprochée ; le pied sur l'autre membre
allongé afin qu'il se trouve plus bas.

On alternera ces deux exercices.

Groupe postérieur des muscles de la jambe.

On ne peut atteindre que le triceps sural, et comme il est volumineux, on le massera en deux fois comme le deltoïde. On doit effleurer avec soin les deux côtés du tendon d'Achille et le tissu cellulaire qui se trouve en arrière du tendon.

Muscles de la cuisse.

Région antérieure. Droit antérieur. On saisit entre le pouce et l'index la tubérosité du tibia, puis le tendon rotulien ; on applique ensuite toute la main en formant une sorte de pont sous lequel on laisse passer la rotule qui ne doit *jamais* être comprimée, ni servir d'instrument de massage.

On effleure en même temps le conturier et on va jusqu'à l'épine iliaque antéro-supérieure.

Vaste externe. Ce muscle est recouvert par une forte aponévrose munie d'un muscle, le tenseur du fascia lata ; on l'effleurera de la même manière que les muscles antéro-externes de la jambe en ayant soin d'éviter la saillie du grand trochanter dans le massage à main fermée.

Vaste interne : On engage la main parallèlement au plan de la patte d'oie en dedans de la crête tibiale, et l'on suit le bord inférieur de la patte d'oie avec la pulpe des doigts ou celle du pouce, selon le côté. Puis, la main prend l'espace qui se trouve entre la rotule et les muscles internes et remonte en se rapprochant de l'axe de la cuisse et en suivant en bas le grand interstice *qu'il ne faut pas dépasser.*

Région postérieure. — La région postérieure comprend deux groupes dont on ne cherchera pas à séparer les muscles sauf, dans le cas d'indications spéciales.

On effleure en général ces deux groupes à la fois et alternativement, chaque main se chargeant du groupe du même côté.

Les *adducteurs* sont assez difficiles à masser, et, en pratique, on les effleure rarement ; ils forment un groupe musculaire facile à limiter.

Troisième leçon. — *Récapitulation du massage
des muscles de la jambe et de la cuisse.*

Massage du tronc du sciatique. — Ce nerf se masse avec
les extrémités des phalanges qui forment une ligne parallèle
à l'axe du nerf. On suit l'interstice, facile à trouver, au fond
duquel le nerf est placé. On remonte du creux poplité au
point d'émergence du nerf.

Muscles de la fesse. — *Grand fessier.* — On effleure
ce muscle en plusieurs fois, en suivant la direction des
fibres, du grand trochanter à la crête iliaque et au sacrum.
On se sert alternativement de la main ouverte et fermée et en continuant ce massage en éventail en dehors,
jusqu'à l'extrémité de la crête iliaque, on aura massé
le moyen fessier. Pendant cette manœuvre, l'opérateur
est placé à la droite du malade ou plutôt du lit, car le
patient est couché sur le ventre : le médecin regarde la tête du
lit : ses deux mains travaillent alternativement en effleu-
rant la fesse gauche, et sont placées parallèlement à la
direction des fibres ; cette attitude ne peut être prise à
droite : On doit alors masser en plaçant la main droite longi-
tudinalement et la main gauche perpendiculairement à la
direction des fibres. La main droite seule massera avec
l'extrémité des phalanges.

Quatrième leçon. — *Récapitulation générale.*

Muscles du dos. Les courants lymphatiques de cette région
suivent plusieurs directions et quelquefois, alors que la
région semble comprise dans le domaine des ganglions de
l'aisselle, ceux de l'aîne peuvent être pris. Y a-t-il des courants constants ou alternatifs. Nous pensons qu'il s'agit
plutôt de courants superposés s'étendant fort loin dans différentes directions.

Il découle de ce fait de physiologie quelle qu'en soit l'explication que l'effleurage du dos peut et doit être fait dans trois directions : de bas en haut, de haut en bas et de dedans en dehors.

Technique. — Le malade est assis sur un tabouret ; le médecin est derrière lui sur un siége un peu plus bas.

Les mains appliquées en long sur les muscles des gouttières dans la région lombaire remontent le long du dos tandis que le pouce suit la crête rachidienne ; à la région cervicale, les doigts se rapprochent pour venir se joindre à la protubérance occipitale, puis par l'élèvement du carpe, les doigts décrivent une courbe et viennent descendre le long du sterno-cleido-mastoïdien jusque dans le creux sus-claviculaire (ne pas appuyer sur la clavicule). Le pouce reste appliqué le long de la crête cervicale et les doigts, continuant leur courbe deviennent presque horizontaux. On redescend ensuite et les mains s'ouvrent de plus en plus pour s'écarter dans la région lombaire et venir enfin terminer la passe à l'origine externe du pli de l'aîne ; cette manœuvre doit précéder et suivre toutes celles qui pourront être faites sur le dos.

L'effleurage latéral se fait en suivant la direction régulière des lymphatiques, avec les deux mains agissant alternativement.

Trapèze.—On part toujours de l'épine dorsale et l'on suit le trajet des fibres.

Grand dorsal. — On suit la même règle en terminant le plus près possible de l'insertion du tendon que l'on reconnaîtra facilement en élevant légèrement le bras.

CINQUIÈME LEÇON. — *Du pétrissage.*

Cette manœuvre consiste dans des pressions alternatives de parties molles entre les mains et la pulpe des doigts ; exercé légèrement, avec une main souple, le pétrissage même profond n'a rien de désagréable : il ne doit jamais provoquer de douleur, ni d'ecchymoses, bien que les deux mains exercent un mouvement de diduction tel que le pétrissage est un vrai broiement. Ce n'est pas ainsi qu'agit un débutant ou celui qui croit avoir appris à masser en voyant une ou deux fois un homme de l'art à l'œuvre.

Ses mains sont crispées et ne portent que par la pulpe des doigts ; ses avants-bras sont fortement contractés et il sue sang et eau pour arriver à exercer des pressions violentes et mal distribuées, source de douleurs et de fatigue aussi bien pour le masseur que pour le malade ; le pétrissage n'est cependant pas une manœuvre fatigante. A chaque pression, par un mouvement de glissement imperceptible les mains se rapprochent du centre de circulation. Lorsqu'on masse un muscle large, la main est largement ouverte, et on doit prendre garde à ne pas trop jouer de la pulpe du pouce. Si la surface à pétrir est plus étroite, l'axe des mains se rapproche de celui du membre. De toute façon, on doit surtout se servir de la pulpe de la partie moyenne des doigts et des éminences thénar et hypothénar, toujours inoffensives ; l'exercice seul peut les rendre puissantes. Si la surface à pétrir est très étroite, prenons par exemple le tendon d'Achille, on devra la saisir entre le pouce et l'index, puis la main s'aplatira peu à peu, à mesure que le muscle deviendra plus large, cela d'une façon insensible et sans secousses quoique avec énergie.

Il est difficile de pétrir une surface de faible épaisseur sur un plan, comme le trapèze. On doit alors se servir exclusivement des éminences thénar, hypothénar et de la saillie que forme la face palmaire de la main vis-à-vis l'articulation des premières phalanges : les doigts ne doivent pas être employés, mais il est inutile de les crisper dans l'extension comme on le fait toujours au début ; cette contraction intempestive des extenseurs ne sert qu'à exiger une contraction bien plus énergique des antagonistes, et tout cela aux dépens de la souplesse et des forces du masseur. Les mouvements de diduction doivent être faits avec l'épaule ou plutôt avec le bras, non pas avec le poignet. Chaque manœuvre de pétrissage doit être précédée et suivie de l'effleurage de la région. Le pétrissage doit être fait avec légèreté : au début, on voit l'élève appuyer fortement sur le membre à pétrir ; autre manœuvre ridicule et assommante pour le malade. Le pétrissage lui-même exige une éducation cérébrale, mais en somme tout le monde peut y arriver et il est loin d'offrir les difficultés du massage à frictions.

Cette leçon comprend le pétrissage des deux groupes musculaires de l'avant-bras, du trapèze et du grand dorsal.

Sixième leçon. — Pétrissage du grand fessier
et du moyen fessier.

Masse sacro-lombaire. — Après un effleurage en éventail, on agit sur la masse sacro-lombaire de la manière suivante : la main fermée porte sur la peau par le corps de la première phalange des quatre derniers doigts, tandis que l'articulation des deux premières phalanges de l'index fortement fléchies, correspond au centre de la première phalange du médius et des autres doigts et dépasse leur niveau en avant. L'axe de la friction est parallèle à la colonne vertébrale.

Septième et huitième leçons. — Pétrissage des autres
muscles du tronc et des membres.

Nous ferons remarquer à ce propos que le grand pectoral qui se masse de la ligne médiane vers l'humérus ne peut, en général, être massé chez la femme à cause de la mamelle.

Effleurage du cou. — Lorsque le malade peut se lever, il est plus commode de le faire assoir devant le médecin de façon qu'il lui tourne le dos ; on met alors les deux mains à plat sur le front et on les fait descendre en contournant les orbites ; on insiste un peu sur le trajet de la temporale, le long de l'oreille et on termine en rapprochant les mains de la ligne médiane le long du trajet des jugulaires. La manœuvre est analogue si le patient est au lit, mais elle est alors un peu plus délicate.

On agit ainsi sur des vaisseaux volumineux et l'on peut

indirectement modifier d'une façon très sensible la circulation
intra-crânienne, la circulation cérébrale, soit par la déplétion
sanguine passagère qu'on réalise, soit par l'appel que l'on
exerce sur la circulation artérielle. C'est ainsi qu'on obtiendra
d'excellents résultats dans la congestion cérébrale, dans certains cas de vertiges et même dans certaines anémies cérébrales.

Toutefois, il est des cas où cette méthode ne doit être
employée qu'avec réserve; ainsi il faudrait se garder de
l'appliquer dans l'anémie cérébrale survenant à la suite d'une
hémorrhagie abondante.

Dans certaines intoxications, par exemple : dans l'alcoolisme
aigu, dans l'intoxication chloroformique, le massage du cou,
en activant par contre coup la circulation artérielle, amènerait
aux centres nerveux et, en particulier, au bulbe une plus
grande quantité de substance toxique; aussi, doit-on alors
s'en abstenir. Nous verrons plus loin qu'elle est l'action de
cette manœuvre sur la migraine.

Von Mosengeil nous a assuré avoir vu dans le coma qui
suit les congestions et les hémorrhagies cérébrales de véritables résurrections s'opérer sous l'influence de cette manœuvre,
à coup sûr inoffensive en pareil cas.

Neuvième leçon. — *Observations cliniques
sur un malade.*

M. D., âgé de soixante-cinq ans environ, professeur, est
arrivé à Bonn absolument infirme, et cela, à la suite d'un
rhumatisme chronique datant de plus de dix ans. Au début,
il ne pouvait marcher, et quand il a quitté la clinique vingt
jours après, il avait recouvré ses jambes et pouvait être considéré comme absolument guéri. C'est un cas de rhumatisme
musculaire chronique ; il se forme, dans les muscles des personnes atteintes de cette affection, de petits exsudats très
limités, surtout au point d'insertion de la fibre musculaire
sur la fibre tendineuse. Ces exsudats se coagulent et forment de

petites nodosités sensibles à l'exploration quelquefois deux ou trois jours seulement après l'invasion primitive de l'affection. Elles sont souvent à cette période en grand nombre et de très petit volume ; plus tard, elles subissent la régression fibreuse. Dans les rhumatismes anciens, on les retrouve avec un volume et une consistance beaucoup plus considérables et il est alors bien plus difficile de les détruire. Le tissu connectif et surtout celui des régions périarticulaires est généralement envahi, mais les articulations ne se prennent que secondairement et assez tard. Le massage donne les plus brillants résultats dans cette forme de rhumatisme.

Il n'en est pas de même dans le rhumatisme articulaire aigu, affection spéciale, le plus souvent de nature infectieuse.

DIXIÈME LEÇON. — *De la migraine.*

Là migraine est plutôt un symptôme ou mieux un syndrôme dépendant d'affections très diverses, mais quelle qu'en soit la cause, Von Mosengeil croit qu'en général on peut appliquer la théorie de Du Bois-Raymond, celle d'un spasme vasculaire. D'ailleurs, le sympathique est souvent pris sur plusieurs points à la fois, et le plus souvent, aux symptômes céphaliques viennent se joindre d'autres symptômes provenant vraisemblablement de causes du même ordre ; les troubles gastriques, intestinaux sont la règle ; il y a de la dyspepsie, de la constipation, et le plus souvent chez la femme surtout, des troubles génitaux. Indépendamment du massage du cou, l'électricité peut être appliquée de différentes façons, mais elle donne rarement des résultats bien que expérimentalement on puisse produire la dilatation des vaisseaux atteints.

La meilleure manière de l'appliquer dans ce cas, consiste à placer le pôle négatif sur un point quelconque du corps et de fermer soi-même le courant en massant avec une des mains (nous avons vu, d'ailleurs, ce procédé exécuté par Stretch Dowse, à Londres), On doit aussi traiter les accidents qui peuvent se manifester du côté des autres appareils.

Nous pensons personnellement avec Eulenberg et Güttman que la migraine peut-être aussi bien *angio-paralytique* que *sympathico-tonique ;* l'application de l'électricité devra donc être modifiée selon les cas, et, si le diagnostic est douteux, on sera fixé après une ou deux séances. Les plus grandes précautions doivent être prises dans l'emploi de l'électricité (V. Onimus et Legros).

Du tapotement. — Le tapotement est une manœuvre très employée par les masseurs parce qu'elle est facile, mais Von Mosengeil en use assez peu. Ce mode de massage comprend plusieurs modalités :

1° Le tapotement simple, superficiel, avec la main à plat, ou creusée de façon à emprisonner de l'air;

2° Plus profond en laissant la main appliquée;

3° On peut exercer une action encore plus énergique, soit avec le bord cubital de la main, soit avec le poing fermé ;

4° Les hâchures se font en frappant un coup avec la main se trouvant dans un plan peu oblique par rapport à la région : si la main est bien souple, les quatre doigts viennent frapper la surface et produisent une impression assez douloureuse. Le tapotement se fait surtout avec le poignet : on doit donner des coups très secs ce qui est assez facile.

Onzième leçon. — *Du massage de l'abdomen.*

Une des affections les plus fréquentes est sans doute la constipation et cette fréquence explique comment ceux qui ont lancé de nouveaux purgatifs sont arrivés à la fortune. Cette affection est surtout fréquente chez les femmes, et, chez elles, l'accumulation des matières est souvent la cause (par la compression qu'elle exerce sur les vaisseaux sanguins et lymphatiques et sur les nerfs) d'affections chroniques des organes génitaux. D'un autre côté, la distension des parois de l'intestin en amène l'atonie et l'emploi abusif des remèdes purgatifs ne fait que rendre le mal plus rebelle.

On trouve aussi dans les cas d'obstruction des tumeurs

fécales dont la position et la consistance peuvent varier ; ces
tumeurs affectent souvent la forme de ménisques : dans ce
cas, le cours des matières n'est pas interrompu et il peut y
avoir de la diarrhée. Au niveau de la tumeur, l'intestin est
tuméfié et enflammé. Tous ces accidents seront combattus
avec succès par le massage combiné à l'électrisation ; on
emploiera des courants induits assez énergiques à cause de
la tolérance remarquable de l'abdomen pour l'électricité.
Nous nous servons de bobines à gros fil pour cet usage.

Von Mosengeil a expérimenté différents procédés : il a
pratiqué le lavage de l'estomac et du rectum, puis a injecté
de l'eau salée dans ces cavités et y a introduit les électrodes.
Il a essayé de ne pratiquer cette opération que sur l'une des
cavités et de placer l'autre électrode sur la surface du corps ;
enfin, le dernier procédé, le plus simple, est celui qui consiste à appliquer les électrodes sur la paroi de l'abdomen,
des deux côtés. Les résultats obtenus ont été excellents dans
tous les cas, et il est suffisant de s'en tenir au plus simple des
procédés.

Bien souvent des affections utérines chroniques ont cédé
au massage et à l'électrisation de l'abdomen après avoir
résisté à toutes les tentatives des gynécologistes. On comprend,
en effet, qu'une cause constante d'irritation mécanique, agissant sur un utérus malade et par conséquent très irritable,
suffise à empêcher la guérison dans des cas très simples en
eux-mêmes, et encore faut-il ajouter à cette considération
les effets de la compression que nous avons signalés plus
haut.

Technique. — L'abdomen est une région très sensible,
aussi il faut aller très doucement au début afin d'éviter ou au
moins d'atténuer progressivement les réflexes de sensibilité
et de mouvement ce qui est parfois bien difficile. S'il faut
commencer doucement il ne faut pas cependant dépasser une
certaine limite, car l'effleurage le plus léger provoque surtout chez la femme les réflexes les plus violents ; en un mot,
il ne faut pas chatouiller.

Chez les femmes, on peut très bien masser l'abdomen

sous la chemise, mais celle-ci tend toujours à remonter et c'est fort incommode.

Première manœuvre. — Le masseur, placé en face du patient, est assis sur la droite du lit, même contre le grand trochanter droit du malade, et regarde la tête du lit. Il effleure la région des deux mains agissant alternativement : les deux mains décrivent des cercles en sens inverse, la droite de gauche à droite, la gauche de droite à gauche ; les centres de ces cercles forment une ligne circulaire qui part de la fosse iliaque droite, suit le bord interne du côlon ascendant, le bord inférieur de l'estomac et enfin le côlon descendant ; après deux trajets, on passe à la

Deuxième manœuvre. — Tapotement léger : les mains agissent alternativement et suivent toujours d'une façon générale la même direction, la main est appliquée de façon à comprendre un peu d'air dans la paume ce qui produit un bruit assez intense au moment du choc. La force doit être modérée et fournie *exclusivement* par le poignet.

Troisième manœuvre. — Effleurage (un peu plus profond).

Quatrième manœuvre. — Pétrissage de la peau et des plans superficiels toujours suivant le même trajet. On doit s'en tenir là au début : après quelques séances on en viendra peu à peu aux dernières manœuvres qui sont très énergiques, exigent de la force de la part du masseur et beaucoup de soumission de la part des malades ; toutefois, comme la volonté des malades n'est pas seule en jeu, on leur recommandera de respirer la bouche ouverte et on tâchera de les distraire sans pourtant les faire rire. Dès que l'on sent sous la main les muscles contractés, on doit s'arrêter et attendre ; on sait, d'ailleurs, que les muscles ne résistent pas à une pression légère et se laissent facilement *surprendre*.

Cinquième manœuvre. — Effleurage.

Sixième manœuvre. — Pétrissage profond. Il s'agit d'atteindre l'intestin grêle, l'estomac, s'il est dilaté et même la vessie ou l'utérus selon les indications : Ce massage ne peut être pratiqué sans douleur pour le malade que par des mains exercées et à la condition expresse que les muscles de la paroi soient dans la résolution complète.

Septième manœuvre. — Effleurage.

Huitième manœuvre. — Tapotement profond. Les doigts arrivent obliquement, légèrement fléchis sur la paroi et se redressent pendant le choc : cette manœuvre énergique ne doit pas être prolongée longtemps parce qu'elle est douloureuse ; on a même assuré qu'elle pouvait donner lieu à des accidents si on en abusait ; elle ne sera supportable que si elle est faite avec souplesse et si la main est aussitôt retirée ; ici encore, ce sont surtout les muscles de l'avant-bras qui doivent agir.

Neuvième manœuvre. — Effleurage.

Dixième manœuvre. — Massage à secousses.

Nous n'avons pas encore parlé de ce mode de massage fort peu connu ; il consiste à appuyer modérément la main sur l'abdomen et à exercer dans tous les sens successivement de très rapides mouvements de va et vient. Cette manœuvre est appliquée à la région précordiale par le professeur Von Mosengeil ; nous avons vu chez le Dʳ Schütze à Berlin des appareils qui permettent de l'appliquer aux membres. L'action physiologique paraît être un appel énergique de sang, une congestion ou une stase dans la région sur laquelle on opère.

Il paraît que les secousses des membres donneraient des résultats merveilleux dans la congestion cérébrale (Schütze). Dans les affections du cœur, les mouvements de l'organe deviennent plus rapides et plus réguliers. Nous reviendrons, d'ailleurs, sur ce point encore fort obscur.

Onzième manœuvre.—Cette manœuvre, qui est la dernière, consiste en une malaxation profonde des matières contenues dans le gros intestin, et cela à l'aide de la pointe des doigts. Les deux mains forment un accent circonflexe à pointe inférieure et cheminent peu à peu du cœcum à l'origine du rectum. Quand les autres manœuvres ont pu être effectuées, celle-ci n'offre plus aucune difficulté et on est même surpris de voir avec quelle facilité les doigts plongent jusqu'au fond des fosses iliaques. Comme toujours, on termine par l'effleurage de la région.

Douzième leçon.

Dans l'hystérie, il est difficile de compter sur les résultats que l'on cherche, ainsi le ballonnement du ventre, si fréquent chez ces malades, ne peut être traité à coup sûr : il en est de même des paralysies et contractures, et on doit s'attendre à des résultats brillants et inespérés aussi bien qu'à des insuccès. Cela tient à ce que l'hystérie est, avant tout, une maladie psychique. La méthode de Weir-Mitchell peut être appliquée et permet d'obtenir les meilleurs résultats.

Il y a peu à faire avec le massage contre la laxité des parois abdominales résultant de grossesses répétées, car il y a le plus souvent non seulement laxité, mais encore dégénérescence des plans musculaires de l'abdomen (V. cependant *infra*).

Treizième leçon. — *Du massage à frictions.*

Ce mode de traitement s'applique surtout aux affections articulaires.

Il est assez difficile, et Mosengeil a dû renoncer à l'apprendre à un pianiste dont les doigts étaient cependant accoutumés à des mouvements non symétriques.

Les deux mains exécutent un travail absolument différent : l'une d'elles effleure, l'autre décrit des frictions circulaires ou ovalaires. La meilleure méthode d'enseignement consiste à créer une formule rhythmée, ce qui facilite l'éducation du cerveau de l'élève : au début, on fera exercer des frictions légères à rayon un peu grand, avec l'index, l'index et le médius ou le pouce qui seront placés d'autant plus obliquement par rapport au plan à masser qu'on voudra agir plus doucement. Si l'on frictionne avec l'index ou le médius, on pourra prendre avec le pouce un point d'appui très utile. En général, car dans la pratique on fait comme on peut, la main la plus éloignée du tronc est chargée des frictions : elle trace des cercles en glissant chaque fois dans le sens de l'interligne, ou le long de la surface à frictionner. On ne frictionne pas seulement, en effet, des synoviales, mais des épanchements, des exsudats et des fongosités, et la friction se combine alors à la malaxation et à l'écrasement des tissus dont on recherche la résorption.

Le massage à frictions doit toujours être précédé de l'effleurage de la région. L'effleurage des articulations se fait d'après les règles décrites. On engage le bout des doigts au-dessous de l'interligne et on effleure en exerçant toujours le maximum de pression au niveau de l'interligne. Dans les gouttières osseuses et le long des saillies, on se sert des bords de la main et surtout des éminences thénar et hypothénar.

Ainsi pratiqué, et il comporte une certaine énergie, l'effleurage articulaire est une manœuvre des plus utiles, c'est la seule qui soit praticable s'il y a un état aigu, et c'est à tort que Podrazky (1) la qualifie de « manœuvre sans action dont l'avantage capital est d'habituer le malade à la main du masseur et de le disposer à supporter des frictions plus énergiques ». La friction doit, le plus souvent, être faite avec force et c'est bien certainement la plus pénible des manœuvres. Quand on a affaire à des points profondément situés, ce n'est plus avec la pulpe de l'extrémité des doigts, mais avec celle du pouce et même avec la première phalange de l'index fléchi, le poing fermé, que l'on exerce la friction ; on arrive ainsi à provoquer des ecchymoses, mais elles sont alors nécessaires, et il ne faut pas s'en préoccuper. Il faut toujours éviter d'exer_ cer des pressions énergiques sur les saillies osseuses, situées peu profondément.

On doit agir par friction directement sur la partie malade et non avec la partie profonde de la peau du malade immobile sous les doigts du masseur. Cela est difficile dans certaines régions, mais on y arrive soit en fixant les téguments avec le pouce (qui offre un point d'appui très commode), soit en fixant la peau avec le pouce et le médius tandis qu'on fric-

(1) Ueber Massage. Wiener méd. Presse, 1877 : n° 11, p. 355.

tionne avec l'index, soit enfin en tenant les doigts obliques par rapport au plan du tissu.

Chacune des parties constituantes d'une articulation peut être atteinte d'affections où le massage à frictions est indiqué.

Les ostéo-arthrites sont généralement graves et le plus souvent de nature tuberculeuse. Il est aujourd'hui hors de doute que la tuberculose est une affection bacillaire, mais on rencontre partout le bacille de Koch et il n'est pas douteux que s'il pullulait sur tous les organismes avec lesquels il se trouve en contact, l'humanité serait vouée à une extinction prochaine.

Le bacille ne peut exercer une action malfaisante que sur un milieu déjà malade ou en état d'imminence morbide, un *locus minoris resistentiæ* ; le même effet aura lieu s'il se produit une invasion généralisée ou encore si l'organisme ne peut détruire ou éliminer les bacilles. Bien souvent, l'invasion des poumons n'est que secondaire, et il suffit de détruire une localisation pour voir l'organisme reprendre sa résistance et la guérison s'opérer dans les viscères. C'est ainsi qu'une localisation pulmonaire ne sera pas une contre indication à des opérations sur les os ou les articulations, et Von Mosengeil a vu les phénomènes pulmonaires s'amender progressivement chez des individus ayant subi plusieurs grandes opérations (résections et amputations).

QUATORZIÈME LEÇON. — *Massage de l'abdomen, effleurage et pétrissage des éminences thénar et hypothénar, massage de l'aponévrose palmaire.*

L'aponévrose palmaire dense et résistante ne peut être atteinte efficacement que par une manipulation énergique. On la masse avec l'extrémité inférieure des premières phalanges, la main fermée, en suivant la direction des quatre espaces interosseux.

Sciatique. — Le massage de la sciatique se fait suivant les règles déjà décrites ; selon les indications, on massera les muscles atteints, la partie accessible du tronc du nerf ; si l'on emploie l'électricité, on aura soin d'appliquer le pôle positif aux points douloureux et le pôle négatif sur les muscles malades. La faradisation ne sera employée qu'avec la plus grande précaution et seulement à la fin du traitement et lorsque la moëlle est saine ; dans le traitement des affections de la moëlle en général, on ne doit employer que les courants continus descendants tant que la lésion centrale n'est pas absolument guérie.

QUINZIÈME LEÇON. — *Massage des articulations
en particulier.*

Poignet. — Tout l'interligne du poignet n'est pas accessible au massage : la portion comprise en avant entre le bord externe du tendon du grand palmaire et le bord interne des fléchisseurs est trop profonde. On frictionne en suivant l'interligne.

VINGT-UNIÈME LEÇON. — *Articulations du pied.*

Cou de pied. — L'articulation tibio-tarsienne est souvent atteinte d'entorse : à la partie externe de la jointure, le mouvement de torsion est limité par le péroné, ce qui peut occasionner une fracture de cet os d'autant plus que l'entorse a lieu le plus souvent en valgus. Le massage donne des résultats merveilleux dans tous les cas. Avec une fracture du péroné, on peut souvent marcher le troisième jour et être guéri le quinzième, mais les entorses sont quelquefois plus rebelles, et dans le cas où l'accident s'est produit en valgus, il n'est pas rare de voir une douleur plus ou moins forte persister assez longtemps à la partie interne du pied. Dans les cas de rhumatisme, on doit noter que l'articulation scapho-astragalienne est prise le plus souvent en même temps que la tibio-tarsienne.

Le massage du cou de pied se fait en suivant l'interligne, mais on ne doit pas s'en tenir là : on doit exercer des frictions sur tout le trajet des ligaments qui relient la mortaise aux os du tarse et ne pas oublier le tissu cellulaire rétro-calcanéen presque toujours douloureux à la pression.

Massage du genou. — On suit en avant et jusqu'à l'insertion des jumeaux le trajet de l'interligne. En arrière, l'articulation est inaccessible : on doit masser aussi les bords du tendon et du ligament rotulien et les culs-de-sac de la synoviale des deux côtés du sésamoïde. Il ne faut jamais exercer de pressions sur la rotule, encore moins frictionner avec cet os. Dans tous les cas d'affections du genou, on explorera avec soin les plans de la patte d'oie et on les traitera selon les indications. Il est, en effet, très fréquent de voir cette partie des annexes de l'articulation atteinte en même temps qu'elle.

Cela peut s'expliquer : on sait que l'inclinaison du fémur en dedans est compensée par la saillie du condyle interne, de sorte que le tibia fait avec le fémur un angle ouvert en dehors. Le poids du corps tend à exagérer cet angle et les muscles internes concourent constamment avec les ligaments correspondants à maintenir le rapport des surfaces d'où surcroît de travail.

Massage de l'épaule. — Nous croyons devoir rappeler ici, que la première chose à faire pour explorer l'épaule, c'est de fixer l'omoplate. L'articulation est située assez profondément ; cependant, on peut l'atteindre sans peine en exerçant des pressions un peu énergiques ; rien n'empêche, d'ailleurs, de se servir du pouce, toujours plus vigoureux que l'index et le médius réunis. L'épaule ne peut être massée que sur la moitié environ de la circonférence de l'interligne, mais cela est suffisant en pratique.

Massage du coude. — On doit considérer le coude comme formé de deux articulations différentes : en effet, le plus souvent c'est la capsule, ce sont les ligaments qui nécessitent les massages : or ici, chacun des os de l'avant-bras a son système de ligaments : l'articulation radio-cubitale supérieure est quelquefois très douloureuse dans le rhumatisme : on ne peut l'atteindre qu'à la partie antérieure vers le point d'insertion du ligament annulaire. Si l'articulation du coude est assez facile à trouver chez l'individu sain, il n'en est pas de même lorsque la région est gonflée et quelquefois déformée par le traumatisme : il est deux points de repère qui ne manquent jamais : ce sont l'olécrâne et l'épitrochlée toujours saillante en dedans. L'épicondyle est plus profondément situé, il n'est pas toujours facile de préciser sa place.

C'est avec ces trois points de repère qu'on explore l'articulation et qu'on fait le diagnostic : toutefois, un chirurgien exercé peut le plus souvent localiser le radius en le faisant tourner sur son axe si c'est possible.

Il est indispensable de bien retrouver son articulation avant de procéder au massage.

Or, nous savons qu'elle passe sous l'épitrochlée et au-dessus de l'olécrâne. Entre ces deux saillies se trouve le nerf cubital qu'il serait au moins inutile de frictionner.

Au dessous de l'olécrâne, l'articulation devient profonde et bientôt inaccessible : voilà pour le cubitus : le radius peut se masser sur les trois quarts de sa circonférence, mais il est profondément situé et ne peut être atteint que si le gonflement de la région est modéré.

Main et pied. — On massera sans difficulté les articulations du tarse et du carpe. Les doigts sont plus difficiles à manier et cependant on a souvent l'occasion de les frictionner, car c'est dans l'arthrite déformante si souvent localisée aux doigts qu'on obtiendra avec de la patience les plus brillants succès.

L'effleurage se fait soit en passant la main à plat sur l'ensemble de la main malade que l'on soutiendra de l'autre main, soit en traitant chaque doigt séparément.

Les frictions se font, à la face dorsale avec la pulpe de l'index et du médius ; à la face palmaire on peut employer le même procédé ou encore frictionner avec l'extrémité inférieure de la première phalange de l'index ou du médius, la main fléchie. On emploie alternativement les deux phalanges

et tandis que l'une travaille, l'autre, appuyée sur le côté du
doigt malade le maintient fixe : cette dernière manœuvre
permet de déployer une force considérable.

On doit exiger que les malades quittent leurs bagues, car
il peut se produire une enflûre passagère ; il est même remarquable que le rhumatisme semble affecter de préférence les
articulations des doigts qui portent des bagues. Nous avons
dit plus haut comment se pratiquait le massage de l'aponévrose palmaire. Le même procédé s'applique à l'aponévrose
plantaire.

VINGT-DEUXIÈME LEÇON. — *Massage de la hanche.*

Cette articulation paraît devoir être difficilement massée à
cause de l'épaisseur et de la densité des tissus qui la recou-
vrent. C'est l'avis de Mezger ; cependant, des malades que ce
dernier chirurgien n'a pas jugé à propos de traiter ont été
guéris ou notablement améliorés par Von Mosengeil.

Ce résultat ne peut être atteint qu'en suivant les préceptes
dans le détail desquels nous allons rentrer. Le traitement est,
en général, assez long : trois mois sont souvent nécessaires
si l'on veut prévenir une prompte récidive. Il est bon de
remarquer qu'au début des affections articulaires, certains
symptômes peuvent se localiser dans une articulation voisine ; c'est ainsi qu'un chirurgien pourtant fort distingué a
envoyé à Von Mosengeil un malade avec le diagnostic de
crampe des écrivains, alors qu'il s'agissait d'une maladie
de l'épaule. Nous ne nous étendrons pas ici sur les symptômes de la coxalgie, très bien décrits par les auteurs : un clinicien expérimenté pourra toujours arriver au diagnostic.

Dès le début, il faut pratiquer l'extension et la contre-
extension : la première se fait avec des poids et doit être
pratiquée avec beaucoup de modération : on ne doit pas
dépasser trois kilogrammes pour un enfant et cinq kilogrammes pour un adulte. S'il y a allongement, on pratiquera
l'extension sur les deux membres et la contre-extension sur
le côté malade.

Dans l'exploration de la jointure il faut examiner l'étendue des mouvements dans tous les sens et leur limitation se manifestera par le degré d'ensellure (la cuisse étant en extension), et par la mobilité relative de l'épine iliaque antéro-supérieure. Au début, on ne devra pas se presser de faire des efforts pour rétablir les mouvements : le plus souvent ceux-ci reviennent d'eux-mêmes.

Il n'y a généralement pas d'inconvénients à faire marcher les malades de bonne heure. Dans ce cas, il faut que le soulier du côté sain porte une semelle épaisse. Si cela est nécessaire le malade se servira de deux cannes ou de deux béquilles : un seul de ces soutiens serait plus nuisible qu'utile.

VINGT-TROISIÈME LEÇON.

Dans le massage de la hanche, il est difficile d'agir directement sur l'articulation ; on agira surtout indirectement sur les tissus périarticulaires : ceux-ci sont souvent pris de très bonne heure et dès le début de l'affection, alors que le diagnostic en est encore impossible ou incertain, les tissus avoisinants ont changé de consistance ; les muscles de la fesse et le tissu cellulaire qui les sépare sont pris et sensiblement infiltrés.

Technique. — Après avoir effleuré et pétri la région et surtout les muscles atteints, on effleurera l'articulation dans la direction des fibres du grand fessier en évitant d'exercer des pressions énergiques sur la saillie trochantérienne. Pour frictionner, on se servira soit du pouce, soit des trois doigts moyens, soit de l'extrémité inférieure de la première phalange de l'index, le poing fermé. On aura soin de ne pas faire au début des frictions trop profondes, car il s'en suivrait des ecchymoses étendues qui effraieraient et décourageraient le malade. Si dans un pareil traitement il n'est presque pas possible d'éviter les ecchymoses, du moins doit-on les réduire au minimum en habituant peu à peu les vaisseaux à être distendus.

Massage des articulations de la colonne vertébrale. — Il est impossible d'agir directement sur elles ; cependant, en faisant des frictions profondes sur les côtés de l'épine dorsale et sur les points douloureux, on obtient souvent de très bons résultats.

VINGT-SIXIÈME LEÇON. — *Massage du cœur.*
Maladies des reins.

Dans les affections cardiaques, on peut agir sur la circulation par deux moyens : le massage à secousses de la région précordiale exerce sur le cœur une action indiscutable quoique peu connue.

Est-ce en stimulant la nutrition du muscle, est-ce en agissant sur l'innervation, s'agit-il d'une action réflexe, on n'en sait rien ; toujours est-il que dans les affections mitrales ou rénales les battements se régularisent, la circulation se fait mieux et le cœur recouvre une énergie passagère dont l'action bienfaisante se manifeste sans délai. Dans les affections aortiques, ce procédé, peu employé d'ailleurs nous paraît dangereux à cause de sa violence et nous craindrions qu'à l'angoisse qui accompagne la manœuvre ne succède une dangereuse syncope.

Le massage général, dont nous décrirons bientôt la technique et surtout le massage (effleurage et frictions) des parties œdématiées, agit sur la marche de la maladie par un tout autre mécanisme.

En stimulant la petite circulation, en favorisant la résorption des liquides épanchés ou infiltrés et la circulation veineuse, en aidant aux échanges on soulage le cœur, on fait pour lui une partie du travail, et, d'insuffisant, il peut devenir suffisant, au moins pour un temps : c'est déjà beaucoup que de permettre à la compensation de s'établir et si tout équilibre est désormais rompu, on prolonge l'existence du malade, ce qui est un résultat.

Technique du massage général. — Nous décrirons ici le mode opératoire que nous avons employé sous la direction de Von Mosengeil chez un malade atteint de paralysie agitante : bien que l'action de cette méthode sur une pareille maladie soit plus que problématique, il est incontestable que le malade ressentait un bien-être tout particulier après chaque séance et, quand nous arrivions en retard, nous étions sûr d'essuyer des reproches qui étaient une preuve de plus du bienfait de notre intervention.

Le massage général peut être fait soit dans une étuve, soit plus simplement dans une chambre convenablement chauffée. On commence en général par masser le cou et le thorax, le malade étant assis ; on fait ensuite coucher le malade sur un drap et on termine. Après avoir enduit les parties à traiter d'un corps gras, on effleure et on pétrit tous les muscles ; on fait ensuite les mêmes manœuvres avec de la mousse de savon puis on essuie le tout avec une serviette. On pratique enfin un dernier effleurage à l'eau de Cologne. Il faut agir rapidement et surtout éviter que le malade ne se refroidisse ; un massage général ne doit pas durer plus de trente minutes, mais il en faut vingt-cinq pour le faire convenablement. Après la séance, le malade fera bien de prendre un peu de repos, mais si le massage a été bien fait, il ne doit laisser après lui aucune fatigue, aucune impression désagréable ; il n'en est pas de même dans nos *hammam* français, d'où l'on ne sort en général que brisé et moulu.

VINGT-SEPTIÈME LEÇON. — Notes cliniques.

Doigt à ressort. — Cette affection peut être produite par deux causes très dissemblables : s'il est produit par une lésion du tendon, il est justifiable du traitement mécanique, mais il en est autrement, s'il résulte d'une déformation osseuse, si la surface articulaire s'est convertie en facettes à angles prononcés ; la lésion est alors incurable.

Sciatique. — Il faut distinguer s'il s'agit d'une lésion centrale ou périphérique. Dans le premier cas, on fera le massage du dos et on complètera cette action par l'application de courants galvaniques, le pôle positif étant placé sur les points douloureux.

Dans le second cas, après avoir massé les muscles et les nerfs de la région, on appliquera l'électrode positif sur le trajet du nerf et on le fera remonter lentement jusqu'au point d'émergence; dans les deux cas, il faut employer un courant très faible. Von Mosengeil a tenté l'élongation du sciatique qu'on peut obtenir par la flexion forcée de la cuisse, mais ce moyen recommandé par Schreiber n'a donné que de mauvais résultats entre les mains de notre maître. Dowse n'adopte pas, non plus, le traitement de Schreiber, qu'il qualifie d'héroïque. Selon Gowers, la plupart des sciatiques seraient d'origine névritique.

Lumbago. — On pratiquera le massage du dos comme nous l'avons indiqué; s'il y a état subaigu ou chronique, on s'aidera de l'électricité.

Hémorrhagie cérébrale. Contractures secondaires. — Les contractures tardives sont en général de mauvais cas, surtout si elles sont anciennes; cependant, on obtient souvent quelques résultats.

TRENTIÈME LEÇON. — *Arthrites. etc.*

L'arthrite syphilitique est avantageusement traitée par le massage sans préjudice du traitement général. L'arthrite blennorrhagique, si variable dans ses allures, donne des résultats inconstants. Le traitement des vaginalites par le massage ne donne pas des résultats suffisants pour faire rejeter l'intervention chirurgicale, plus simple, et dont l'effet est plus sûr et plus rapide.

L'épididymite aiguë est rapidement guérie par le massage, qui doit être pratiqué, au début surtout, avec une extrême douceur.

Le traitement de l'épididymite chronique donne des résultats très variables, mais on ne doit pas pour cela renoncer à s'en charger, car dans certains cas, Mosengeil a pu rendre féconds des individus chez lesquels la perméabilité du canal séminal avait disparu à la suite d'anciennes inflammations ; ici, la grandeur du résultat recherché autorise à tenter toujours la cure tout en prévenant le malade de l'incertitude du résultat.

Notre maître nous a fait bien d'autres observations cliniques, mais pour faciliter les recherches à nos lecteurs, nous les consignons dans le chapitre suivant, qui traite de chaque affection en particulier.

Nous donnerons, en terminant, le résumé de quelques observations que nous avons pu relever à Bonn, chez notre maître ; elles sont forcément incomplètes, mais nous pensons cependant devoir les mentionner.

Obs. n° 1. (V. 9ᵐᵉ leçon supra).

Obs. n° 2. V..., 50 ans, alcoolique, fortement athéromateux, aortite chronique, parésie du bras droit. probablement d'origine centrale. Massage du bras et de l'épaule, galvanisation, massage à secousses du cœur : *très légère* amélioration au bout d'un mois de traitement.

Obs. n° 3. — X., 53 ans ? Bronchite chronique simples sans emphysème, respiration très faible, presque nulle à gauche : au bout de trois semaines, ce malade, traité par des exercices de gymnastique respiratoire, nous quitte absolument guéri.

Obs. n° 4. — G., 27 ans ? Sclérose en plaques, atrophie musculaire généralisée. Ce malade a fréquenté la clinique pendant deux ans contre les conseils de plusieurs médecins qui le traitaient inutilement jusque-là : après avoir longtemps suivi le traitement sans grand résultat, il a fini par bénéficier d'une amélioration rapide ; lorsque nous quittons Bonn, les fonctions viscérales, gravement compromises au début, sont rétablies, les réflexes sont normaux ; les muscles, encore un peu grêles, sont pleins de force, en un mot le malade paraît guéri. Pendant le cours du traitement, il s'est produit quelques douleurs rhumatoïdes aux jumeaux et au trapèze : aux points douloureux se trouvaient ces petites contractures dont nous avons parlé plus haut. Tout cela avait disparu à l'époque de notre départ.

Obs. n° 5. — Mme J., tabes spasmodique avec quelques raideurs musculaires qui nous avaient fait penser à la sclérose latérale amyotrophique. Cette personne vient tous les ans pour un mois ou deux, à Bonn : elle trouve dans le massage sinon la guérison, du moins une période de rémission et d'amélioration : le massage lui permet de marcher, augmente ses forces et améliore son état général.

Obs. n° 6. — Mme X., 40 ans? Femme de la campagne : monoplégie brachiale gauche d'étiologie obscure ; guérison au bout d'un mois.

Obs. n° 7. — X., 39 ans? A contracté des rhumatismes dans la guerre de 1870 ; cette affection s'est localisée au poignet droit et récidive toutes les années ; le malade arrive avec une arthrite aiguë et un gonflement considérable : guérison complète au bout d'une dizaine de jours.

Obs. n° 8 et 9. — Mmes R. et V. Nous avons groupé ces deux observations parce qu'elles se rapportent à des malades d'âge peu différent et atteintes tous les deux de la même affection : le rhumatisme articulaire chronique. La première paraissait âgée de cinquante ans environ : l'affection, qui avait atteint les deux pieds et le cou, a cédé très rapidement et au bout d'une dizaine de jours de traitement nous avons pu voir la malade *danser* dans le cabinet du professeur. La seconde malade, plus âgée, était atteinte aux articulations des pieds et des mains : chez elle, l'affection était fort tenace et lorsque nous l'avons quittée après une vingtaine de jours de traitement, c'est à peine si on constatait une faible amélioration.

Obs. n° 10. — M. R., 23 ans? Arthrite de l'épaule droite et d'étiologie obscure : sommets suspects. Massage, gymnastique respiratoire. La raideur articulaire disparaît peu à peu.

Obs. n° 11. — Mlle X., hydarthrose chronique des deux genoux : cette malade vient depuis un ou deux ans : l'affection qui paraissait guérie par le massage a récidivé.

Obs. n° 14. — M. M., 32 ans? Rhumatisme chronique au deux genoux succédant à des poussées aiguës et subaiguës. Endopéricardite assez ancienne. Le malade paraît ne retirer aucun bénéfice du traitement en ce qui concerne les genoux, bien qu'il soit massé et soumis à des exercices musculaires suivant la méthode de Ling (les muscles ayant subi une atrophie notable). L'état cardiaque paraît s'améliorer sous l'influence du massage à secousses et se limite à des phéno-mènes péricarditiques.

Obs. n° 15. — M. X., ingénieur, à Neunahr. Polyarthrite déformante, 40 ans ? Ce malade, qui ne pouvait plus écrire, a été très amélioré au bout de huit séances. Je n'ai pu le suivre après, mais à cette époque, il pouvait se servir de sa main et faire sa correspondance.

Obs. n° 16. — M. Y., paralysie agitante (V. sup. 26° leçon).

Obs. n° 17. — M⁰⁰ X., entorse tibio-tarsienne gauche. Cette malade, âgée de 28 ans environ, se trouvait à Neunahr et ne s'est améliorée que très lentement tant qu'elle est restée dans cette station assez éloignée de Bonn : il faut dire qu'elle ne pouvait être massée que tous les deux jours et qu'elle mar-chait toute la journée : après dix jours de traitement dans ces conditions, elle est venue à Bonn où elle a été guérie dans trois jours.

Obs. n° 18. — M¹¹° X., 20 ans ? Sclérodermie. On a observé que dans tous les cas de sclérodermie on trouve au moins un point douloureux sur le trajet de la colonne vertébrale. Dans l'espèce, ce point se trouve au niveau de la quatrième vertè-bre dorsale. Ce cas a donné un excellent résultat, mais la guérison complète n'était pas obtenue lorsque nous avons quitté la clinique. La malade était traitée par le massage et les courants faradiques.

Obs. n° 19. — M⁰⁰ H., 25 ans ; constipation, anémie, la malade, très améliorée a été quittée par nous en cours de traitement.

Les autres observations ne nous ont pas paru assez complè-tes pour être mentionnées.

On sera sans doute surpris de ne trouver dans cet ouvrage aucune mention du massage du sein ni du massage de l'utérus. Von Mosengeil nous a nié les bienfaits des manœu-vres qu'on a dernièrement tant vantées pour les organes

génitaux de la femme ; il s'en tient au massage de la paroi
abdominale..

Nous sommes personnellement convaincu qu'il y a plus à
faire et que les méthodes les plus récemment proposées,
appliquées avec discernement doivent donner de bons résultats ; tout cela sans préjudice des indications chirurgicales ;
nous ne devons pas oublier que tous les praticiens reconnais-
sent en ce moment l'innocuité à peu près absolue des opérations abdominales, et il ne faut jamais hésiter entre un
traitement long, incertain quant aux résultats et une intervention sûre et rapide.

CHAPITRE QUATRIÈME

APPLICATIONS CLINIQUES

Dans ce dernier chapitre, nous nous abstiendrons d'entrer dans les développements anatomo-pathologiques que comporterait notre sujet.

Notre ouvrage est avant tout pratique, et à ceux qui voudraient entrer dans les détails stériles que nous fuyons, nous conseillerons la lecture de l'ouvrage de Norstrom, qui, bien que discutable, renferme des études approfondies à ce sujet.

Nous nous bornerons à appliquer ce que nous avons dit sur l'action physiologique du massage, et nous ne justifierons que les exceptions aux règles que nous avons posées.

Nous rappelons que si la peau est intéressée ou s'il y a du pus, le massage est contre-indiqué. Dans le premier cas, on massera dès que la plaie sera cicatrisée; dans le second, dès qu'on aura eu raison de l'infection du foyer.

On trouvera sans doute que nous avons peu publié d'observations et que nous les avons puisées dans peu d'ouvrages. C'est qu'il est plus facile de compiler que de discuter. Nous n'avons puisé qu'aux sources qui nous ont paru les plus sûres, et c'est à ce titre que nous nous sommes souvent référé à l'ouvrage de Norstrom. On ne saurait trop être défiant dans ces sortes de matières; il faut si peu de chose pour modifier la valeur pratique d'une observation, que l'on doit apporter la plus grande réserve dans son choix.

ARTICLE PREMIER. — *Affections des articulations et annexes.*

§ 1. — AFFECTIONS AIGUES DES ARTICULATIONS.

Entorse. — Si l'entorse est légère, on se contentera d'effleurer la région et de frictionner les points où l'on suppose qu'un épanchement sanguin a pu se produire. Il faut deux séances par jour, de dix minutes chacune; on fait marcher le malade tout de suite. Si l'entorse est grave, après s'être assuré de l'intégrité du squelette, on appliquera de la glace pendant vingt-quatre heures; les premières séances seront surtout remplies par l'effleurage et des frictions extrêmement légères après lesquelles on fera exécuter à l'articulation des mouvements passifs aussi étendus que possible. Le malade se reposera pendant deux ou trois jours et s'aidera, au début, d'une canne.

Si l'entorse est très grave, on hâtera la guérison en appliquant dans l'intervalle des massages un appareil plâtré pendant quelques jours; nous rappelons une bonne fois pour toutes que les applications froides, excellentes au début même du traitement doivent être suspendues au plus tard au bout de quarante-huit heures. Les premiers jours, deux massages sont un minimum, mais lorsque l'épanchement a disparu, une séance par jour est bien suffisante; il ne reste plus, en effet, dans le foyer que quelques débris de globules aussi écrasés que possible et dont l'action n'est plus aussi nocive.

Dans un récent article, M. Reclus paraît faire jouer un rôle important à la bande élastique dans la guérison des entorses; c'est une exagération : sans le massage, nous avons pu voir dans les hôpitaux de Marseille combien est faible le rôle de la bande élastique. Il est bien plus commode dans la pratique d'opérer la compression élastique avec une bande simple sur le membre entouré d'une couche de coton.

Pendant les derniers jours du traitement, alors que le malade commence à vaquer à ses affaires, il suffit d'un simple bandage légèrement compressif qui ne gêne en rien le port de la chaussure.

Le pronostic est très difficile à poser : les entorses légères peuvent être guéries au bout de quatre séances; les entorses graves exigent quelquefois un mois de traitement. C'est là un maximum à moins de complications particulières, par exemple, de la contusion des os, et l'on peut appliquer alors l'aphorisme du docteur Mansell Moullins : une foulure grave est pire qu'une fracture.

Voici deux observations d'entorse recueillies à l'Hôtel-Dieu de Marseille ; ces entorses ont été traitées par nous avant notre voyage par le massage, et nous n'avions pour nous guider que l'ouvrage de Petit, c'est dire que nos résultats étaient au-dessous de ce que l'on doit espérer.

N° 19. Reg. des entrées. P. A., 63 ans, journalier, entorse tibio-tarsienne simple unilatérale. Massage, guérison en trois jours.

N° 206. Reg. des entrées. Moulaud, n° 8. A. J., maçon, 38 ans, entorse avec arrachement de la malléole externe. Guérison complète en vingt-sept jours. Le malade a pu marcher le septième jour. L'entorse était très sérieuse ; le massage a été mal fait ; c'est encore un résultat.

Nous citerions sans peine des observations plus brillantes, mais il est merveilleux de constater les résultats du massage, si mal fait qu'il puisse être ; c'est là une justification des succès que s'attribuent les empiriques, succès indéniables et que nous leur laissons souvent par notre faute.

ARTHRITE TRAUMATIQUE AIGUE.

Même traitement. Comme dans l'entorse, on ne doit pas se borner à masser l'articulation malade, mais la région articulaire qui, souvent, sera intéressée. La région comprend les muscles qui se rendent à l'article ; on doit y comprendre le massage des grands-interstices et surtout de ceux où passent les gros vaisseaux et les troncs lymphatiques. La durée du traitement est sujette aux mêmes variations que dans l'entorse. On mobilisera dès le début autant qu'on le pourra, mais avec une certaine mesure, que l'habitude seule peut donner.

LUXATIONS.

La luxation, une fois réduite, rentre dans le cas précédent. On devra faire des mouvements tous les jours, mais avec précaution surtout si on est en présence d'une récidive. S'il y a des muscles ou des tendons arrachés ce serait folie que d'immobiliser l'articulation pour favoriser la réunion, car on supplée toujours aux fonctions d'un muscle et même en mobilisant de bonne heure, on ne pèche jamais par excès ; les deux extrémités du muscle ne tardent pas à contracter des adhérences qui tendent toujours à la limitation des mouvements si l'on ne mobilise pas dès le début. L'articulation sera immobilisée dans l'intervalle des massages pendant une semaine ; ce temps est suffisant, sauf s'il y a des désordres considérables.

Dans les cas les plus ordinaires, la guérison est complète au bout d'une quinzaine de jours.

Les luxations traitées par la méthode classique laissent souvent des raideurs ; nous en parlerons au paragraphe consacré à ce sujet.

Si la luxation est irréductible, on facilitera la formation de la néarthrose par le massage et les mouvements passifs. Dans ce dernier cas, comme on est exposé à une dégénérescence rapide des muscles de la région, il sera bon d'employer concurremment avec le massage des courants centrifuges qui assureront dans la mesure du possible la conservation et l'intégrité des parties déplacées.

L., 21 ans, externe des hôpitaux à Marseille, chûte de cheval, le samedi 10 août 1889, au Champ de manœuvres.

Tombe sur la paume de la main (éminence thénar et face palmaire du pouce), la main en extension sur l'avant-bras, l'avant-bras en extension modérée sur le bras, et en pronation.

Se fait porter immédiatement à la Conception, où l'interne de garde constate une luxation complète en arrière des deux os de l'avant-bras sur le bras. De plus, l'avant-bras forme avec le bras un angle obtus ouvert en dehors. Le gonflement et la douleur ne permettant pas une exploration méthodique, il est impossible de constater aucun signe de fracture. On immobilise le membre supérieur dans une gouttière et on place sur l'articulation des compresses résolutives.

La réduction se fait sous le chloroforme le dimanche matin. Une écharpe de Mayor solidement appliquée immobilise l'articulation, sur laquelle on place des vessies remplies d'un mélange de glace et de sel marin.

Le lundi 12, on commence le massage, qu'on continue les jours suivants à raison de deux séances par jour.

Le mercredi 14, pose d'un appareil plâtré immobilisant l'articulation entre les séances de massage. A la même époque, nous commençons à faire exécuter à l'articulation des mouvements passifs.

Vers la fin de la semaine, le gonflement et la douleur disparaissant, il est facile de sentir à la face interne du pli du coude une masse volumineuse, d'une consistance assez molle. Quoique réduit à faire des hypothèse sur sa natuie, nous sommes disposé à croire que cette tumeur est formée, au moins en partie, par le brachial antérieur, détaché en partie de son insertion humérale ou déchiré transversalement et rétracté.

Le mardi 20 août, le malade rentre chez lui, où nous lui continuons ses séances de massage. La saillie signalée à la face interne de l'avant-bras diminue de volume, durcit et prend la consistance du tissu fibreux. A la partie la plus interne, au' niveau et en avant de l'épitrochlée, un point limité donne à la palpation la sensation de dureté du tissu osseux. Nous trouverions-nous en présence de l'apophyse coronoïde, dont la fracture aurait été méconnue jusque-là? Le malade commence à faire exécuter à son articulation des mouvements actifs.

A la fin du mois, nous électrisons les muscles du bras et de l'avant-bras pour prévenir l'atrophie musculaire (courants continus descendant avec deux à quatre éléments Gaiffe, séance de dix minutes).

Le 3 septembre, le malade quitte tout appareil et peut être considéré comme complètement guéri. Il ne ressent aucune douleur dans l'articulation et peut reprendre, le 6, son service dans les hôpitaux. Les mouvements de pronation et de supination sont parfaitement conservés. La flexion qui paraissait au début devoir être très limitée, gagne tous les jours, et le malade arrive à toucher l'épaule droite avec la main droite· Les mouvements d'extension laissent beaucoup plus à désirer, et malgré des séances d'extension continue faites quotidiennement avec un poids de deux kilos pendant vingt minutes, il manque encore un angle d'environ quarante degrès pour que l'avant-bras soit en extension complète sur le bras. Cet angle s'est réduit plus tard, et en février, l'extension est presque complète.

Ankylose rectiligne du coude. Luxation irréductible. — T. S., 21 ans, fille de ferme, H. D. salle Sainte-Catherine, 31.

Il y a un an, cette fille s'est luxé les deux os du coude dans une chûte de charrette, son bras a été immobilisé dans la rectitude pendant six semaines environ : quand l'appareil a été enlevé, l'ankylose était acquise. Le 25 octobre 1889, réduction à 110° environ sous le chloroforme par des manœuvres très violentes ; deux massages par jour pendant dix jours ; galvanisation (les muscles du bras étant faibles et atrophiés) à partir du 22 novembre ; extension continue dans les deux sens le 23 ; les mouvements de pronation et de supination douloureux au début, sont indolents. La traction est portée progressivement de 500 à 1100 grammes.

Le 9 décembre, nouvelle opération. La mobilisation exige un grand déploiement de force, mais elle est complète ; même traitement consécutif.

Résultat acquis le 10 février 1890 :

Le bras est dans la flexion moyenne avec une liberté complète de mouvements dans une amplitude de 40° environ : avec un peu d'extension continue ou un effort prolongé, la malade arrive à 80° dans la flexion et à 175° dans l'extension. Si l'on songe que la luxation n'a pas été réduite, qu'il s'agit d'une néarthrose, on doit se montrer satisfait du résultat : le bras a grossi, la malade peut se servir de sa main, se coiffer, s'habiller et faire les travaux de force les plus pénibles : elle porte sans effort dix kilog. dans sa main et peut remplir toutes les charges de sa dure profession ; on nous a opposé que la résection eût donné des résultats plus rapides et aussi brillants ; cela est possible, mais si l'on obtient avec beaucoup de patience un résultat modeste par le massage, il faut recon-

naître qu'on l'obtient *sans dangers ;* la résection est toujours
possible même après le massage, mais en l'état, personne ne
la conseillerait à notre malade.

Arthrite rhumatismale aiguë. — Il faut établir une distinction entre l'arthrite rhumatismale aiguë et le rhumatisme articulaire aigu généralisé. Dans le dernier cas, l'action du massage est incertaine, car on a affaire à une affection générale et probablement infectieuse ; cependant à la
période de déclin nous avons massé avec succès quelques
malades à l'Hôpital de la Conception et, une fois que la
cause mystérieuse de cette affection a cessé d'agir, le massage
accélère la marche quelquefois très lente de la guérison.

Lorsque chez un rhumatisant, on observe des arthrites
aiguës localisées à certaines articulations et survenant le plus
souvent aux changements de saison, le massage agit rapidement comme on peut le voir dans une des observations du
chapitre précédent.

Au début, si la douleur est vive on pourra associer au
corps gras employé du chloroforme, du laudanum, de la belladone, etc. On aura soin après chaque séance d'imprimer des
mouvements à l'articulation ; c'est-là d'ailleurs une règle
générale. Pronostic : variable, le traitement dure de une à
deux semaines en général.

Arthrite blennorrhagique. — On obtient des résultats
divers avec le massage et son indication est discutable dans
ce cas particulier : nous en possédons peu d'observations.
Dans un cas publié par Gottlieb (Norstrom, ouvrage cité), la
guérison a été obtenue en onze séances. Dernièrement, à la
Conception, nous avons traité une jeune fille atteinte d'une
arthrite aiguë du poignet qu'on pensait (l'examen n'ayant
pu être fait) blennorrhagique.

Après six séances, la malade dont les douleurs n'avaient pas
diminué a demandé la suspension du traitement : son état
est resté stationnaire pendant quatre jours après lesquel elle
a redemandé le massage, mais nous ne pouvions plus la suivre, notre temps étant tout occupé, et le surlendemain, un

vésicatoire appliqué sur la région produisait une amélioration immédiate. L'affection a ensuite traîné en longueur et nous avons fini par perdre la malade de vue.

Von Mosengeil doute de l'efficacité de ce traitement en pareil cas et c'est une question encore à l'étude.

L'arthrite tuberculeuse aiguë passant facilement à la purulence, il est assez dangereux de la masser ; l'efficacité du massage dans de pareils cas, n'est d'ailleurs nullement démontrée.

§ 2. — Arthrites chroniques.

Hydarthrose. — Nous ne pensons pas que l'hydarthrose existe par elle-même et elle peut se rencontrer dans toutes les phlegmasies articulaires. Nous traiterons, dans le chapitre des fractures, des hydarthroses qui les accompagnent. Dans tous les cas, il est facile de venir à bout de ce syndrôme par le massage à frictions aidé d'un bandage *légèrement* compressif. Le procédé le plus rapide consiste à évacuer d'abord le liquide par une ponction de l'articulation, procédé recommandé par Waldemar, Rasmusen et Von Mosengeil et à masser ensuite.

Mais cette méthode ne peut être appliquée que par un praticien sûr de son antisepsie, ce qui n'est pas encore commun. Bien souvent, l'hydarthrose cède dans le délai d'une semaine et on peut toujours, à la rigueur, se passer de la ponction.

Il faut bien se garder d'immobiliser la jointure : on devra au contraire faire des mouvements actifs et passifs et ordonner au malade de marcher modérément d'abord, puis de vaquer à ses affaires. Nous traiterons du pronostic de cette affection avec celui des autres arthrites : on devra toujours être réservé au début; il arrive, en effet, souvent qu'on se croit en présence d'une hydarthrose simple ; puis, une fois l'épanchement disparu, on perçoit des frottements, on découvre des fongosités et le pronostic peut se trouver profondément modifié.

Le même traitement s'applique aux épanchements sanguins intra-articulaires.

Nous donnerons ici une observation très intéressante de Norstrom.

Hydarthrose des deux genoux. — Massage.
Guérison.

Mme L., 34 ans, a eu à diverses reprises des épanchements dans les genoux ; les deux n'ont jamais été pris en même temps ; le genou gauche parait l'avoir été plus souvent que le droit. La marche est devenue de plus en plus pénible ; elle est même souvent obligée de s'arrêter pendant les promenades qu'elle fait à pied ; depuis l'année dernière, elle ne peut plus que difficilement monter ou descendre les escaliers; toutes les médications usitées en pareil cas ont été employées sans succès : sangsues sur le genou, compresses froides, hydrothérapie, séjours à Biarritz, Luçon, Aix-les-Bains. Immobilisation du genou, par un appareil plâtré. La malade l'a gardé deux mois sans en retirer avantage.

Au contraire, quand on enleva l'appareil, l'atrophie des muscles des jambes avait augmenté et l'état général s'était plutôt aggravé qu'amélioré.

Gonflement des deux genoux, moins prononcé toutefois du côté droit. Fluctuation peu prononcée au niveau des parties de la synoviale qui se trouvent au-dessus de la rotule. Les téguments du genou sont de couleur sombre et ils sont sillonnés par des veines dilatées.

Les mouvements passifs sont légèrement entravés, il est probable que les téguments sont épaissis ; après deux mois et demi de traitement par le massage, le genou a repris sa forme, plus d'épanchement intra-articulaire, ni d'infiltration périsynoviale.

La marche est indolente, la malade n'éprouve pas autre chose que de la fatigue après une promenade à pied prolongée ; huit mois plus tard, cette malade pouvait faire de longues courses à pied.

Arthrite fongueuse. — Hydarthrose. — Genou gauche.

Observation personnelle.

Mlle X., professeur, 28 ans. Antécédents de famille pulmonaires et névrosiques. Début en avril 1889, par entorse du genou. La malade traitée par le repos pendant un mois, a ensuite repris ses travaux ; quinze jours plus tard ont apparu des douleurs d'intensité croissante.

Le 1ᵉʳ août, un chirurgien distingué voit la malade et diagnostique une ostéo-arthrite tuberculeuse : repos complet et vésicatoire.

Le 22 août, je vois la malade dont le vésicatoire n'était pas cicatrisé. Hydarthrose peu abondante. La marche (quelques pas) n'est pas douloureuse. Début du traitement, le 3 septembre ; différence entre la circonférence des deux cuisses à quatre travers de doigt au-dessus de la pointe de la rotule : un centimètre.

Le 14 septembre cette différence est augmentée de un centimètre ; c'est le résultat de la disparition de l'infiltration péri-articulaire.

Les muscles du côté malade, jambe et cuisse sont parésiés. Massage du genou tous les jours ; mouvements actifs et passifs ; exercice modéré et progressif.— Le 15 septembre, la malade en montant son escalier (elle en gravissait un étage par jour à titre d'exercice) ressent une vive douleur au côté interne du genou. Une violente névralgie articulaire se déclare, mais cède au bout de trois jours au massage et à des calmants internes.

A ce moment, l'aspect de l'articulation a changé : depuis la disparition de l'hydarthrose (cinquième jour) et de l'infiltration péri-articulaire, on perçoit nettement des fongosités des deux côtés du tendon rotulien et surtout du côté interne.

La crépitation a apparu avec une intensité croissante lors de la disparition de l'épanchement, décroissante ensuite. Le

3 octobre, la malade change de domicile et va habiter un premier étage, ce qui lui permet de sortir sans redouter les fatigues de l'escalier ; à partir de ce moment, amélioration rapide, la malade fait tous les jours une course à pied et va fréquemment en voiture sur les bords de la mer. Douleurs légères à forme névralgique vers le 16 octobre : faradisation par l'extra-courant descendant: engourdissement; deux jours après, faradisation avec la bobine induite à gros fil : état stationnaire ; puis les douleurs disparaissent d'elles-mêmes se montrant de temps en temps atténuées. Le 23 octobre, crépitation dans la séreuse prérotulienne, se dissipe au bout de deux jours. Le 3 novembre, le rhumatisme paraissant en cause, bains sulfureux (trois par semaine alternant avec le massage); amélioration, puis névralgie légère qui les fait suspendre le 8.

$$\text{Potion} \begin{cases} \text{KI} \\ \text{Br. I} \end{cases} \text{aa 10 gr.} \\ \text{Iode 0,15.} \\ \text{Sp. éc. or. am. 200 gr.}$$

1 c. à café, puis un peu plus tard, deux par jour. Amélioration progressive : le traitement est suspendu le 15 novembre. La différence en faveur de la cuisse saine est de deux centimètres et demi, probablement par surcroît unilatéral d'exercice. La malade a été revue environ deux mois après ; la guérison semble acquise et ce qui le démontre c'est que le diamètre des deux cuisses est devenu égal. Les fongosités ont disparu.

Arthrite chronique traumatique. — Il arrive souvent qu'après un traumatisme, une entorse ou une luxation, l'articulation malade ne guérit pas, les douleurs persistent, bien qu'atténuées, des craquements ou de la crépitation se produisent, les muscles deviennent douloureux et marchent à l'atrophie, les tissus périarticulaires s'infiltrent de produits nouveaux.

Parfois, des fongosités apparaissent et l'on en est à se

demander si la tuberculose ou le rhumatisme ne sont pas venus se greffer sur l'affection primitive.

La cause la plus ordinaire de ces arthrites est le traitement par l'immobilisation comme nous l'avons démontré dans notre premier chapitre; on doit les traiter par le massage à frictions, l'effleurage et le pétrissage des muscles de la région; la durée du traitement est variable, mais, si l'articulation n'est pas raidie, s'il n'y a pas d'altérations profondes, on obtiendra généralement la guérison complète dans un délai moyen de six semaines.

Si l'affection est ancienne, les résultats du traitement deviendront à la fois moins complets et plus éloignés.

Citons à ce sujet la xxix⁰ observation de Norström :

Arthrite chronique du genou gauche.— Massage. — Extension et flexions forcées. — Amélioration notable après trois mois de traitement.

Mlle A. L., 16 ans, strumeuse ; tombée, en jouant, sur le genou droit il y a sept ans. Tuméfaction immédiate ; peut cependant continuer à marcher malgré la douleur.

Les accidents inflammatoires disparurent, mais la tuméfaction persista. Badigeonnages iodés, sans résultat. Immobilisation pendant six semaines ; au bout de ce temps, la douleur et la difficulté de la marche étaient plus prononcées qu'au début. Depuis lors, il y a eu diverses alternatives d'amélioration et d'aggravation.

Cinq août 1880. Tuméfaction prononcée du genou droit correspondant à la forme et à l'étendue de la capsule articulaire. Empâtement dans le tissu périarticulaire, pas de liquide dans la jointure, douleur à la pression, mobilité limitée en tous sens. Flexion de la jambe sur la cuisse sous un angle de 140°. Pas de craquements, les cartilages et les os paraissent intacts. Pas de douleur spontanée ; douleur pendant les mouvements que fait la malade, impossible de marcher sans appui. Massage combiné à l'extension et à la flexion forcée.

Réaction favorable survenant très rapidement après quatre-vingt-dix jours de traitement, la jointure a diminué notablement de volume ; la capsule, le tissu conjonctif périarticulaire sont moins infiltrés, plus fermes. La jambe peut être étendue jusqu'à 170°. Marche beaucoup moins difficile.

Arthrite fongueuse. — On est loin d'être d'accord sur la nature des fongosités, et même sur le processus qui mène à l'arthrite fongueuse. Il y a déjà assez longtemps que le massage a été appliqué à cette affection avec succès et comme on croyait que le massage ne pouvait rien contre les lésions tuberculeuses, on s'est ingénié à trouver des formes de tumeur blanche où le bacille est absent. C'est, en somme, ce qui ressort du chapitre de Norstrom à ce sujet.

Cet auteur proclame que la tuberculose est une contre-indication absolue, puis, prenant dans son sens le plus restreint la théorie de Hueter, il fait de presque toutes les tumeurs blanches d'adultes des synovites non infectieuses, et il éprouve jusqu'au besoin de démontrer (p. 95) qu'il existe des tumeurs blanches tuberculeuses.

Selon le même auteur, la tuberculose primitive de la synoviale serait très rare et dans les cas de tuberculose articulaire on serait à peu près toujours en présence d'une ostéo-arthrite, à début osseux.

C'est aussi l'avis de Volkman, cité par Norstrom à l'appui de sa thèse : « Je ne veux pas nier qu'il existe une synovite fongueuse primitive, mais elle est très rare. On la rencontre presque exclusivement chez l'adulte et *dans ce cas* elle dérive d'une tuberculose synoviale antérieure. »

Voilà à notre avis ce qui s'est passé, en mettant de côté les subtilités de l'anatomie pathologique, qui devient quelquefois, malheureusement, plutôt un instrument de controverse qu'une méthode d'observation.

On a, dans le monde médical, cette idée préconçue, que le massage favorise la généralisation de la tuberculose, bien qu'*aucune observation* ne permette de prononcer un arrêt aussi défavorable ; mais il fallait justifier les nombreux succès obtenus dans le traitement des arthrites fongueuses et cela sans prononcer le nom du bacille. Les succès maintenant ne se comptent plus, ils sont indéniables, nous en prenons Norstrom lui-même à témoin, et Reibmayr fournit une statistique de Johnson dans laquelle nous lisons : Sur 89 cas d'arthrite fongueuse, 55 ont été guéris, 30 améliorés, 4 sont restés stationnaires. Von Mosengeil a obtenu lui-même de nombreux succès, mais il ose avouer qu'il traite par le massage les arthrites tuberculeuses.

Les autres masseurs ont cherché toutes sortes de causes à la tumeur blanche : on a incriminé la scrofule, le rhumatisme peut-être la syphilis héréditaire ; et comme, dans la plupart des cas, le diagnostic étiologique est à peu près impossible à poser d'après eux-mêmes, ils ne sauraient avouer avoir tort.

C'est à un tout autre point de vue que s'est placé Von Mosengeil, et que doit se placer le clinicien : Il est quelquefois difficile de poser le diagnostic d'arthrite fongueuse, le plus souvent impossible d'éliminer l'ostéo-arthrite. Toutes les fois que l'os paraîtra sain, on massera, sans danger pour l'état général du malade (V. supra), et si on s'est trompé, les caractères des douleurs, la sensibilité des os à la pression, etc., feront abondonner ou modifier un traitement qui n'aura causé aucun désordre et qui aura conservé jusqu'au dernier jour une articulation désormais perdue, sauf le bienfait toujours problématique de la résection. Nous renverrons notre lecteur à une observation très nette publiée ci-dessus à l'article des hydarthroses.

Arthrite syphilitique. — C'est un accident assez rare ; on obtiendra d'excellents résultats avec le massage combiné, bien entendu, à une médication spécifique. Nous en possédons une observation personnelle.

Conception, salle Saint-François, 12. — R. P., mineur, 42 ans. Raideur articulaire de l'épaule gauche, arthrite du coude gauche ; contracture du grand supinateur gauche, massage, électrisation, guérison à peu près complète.

Ce malade a contracté la syphilis il y a neuf ans, il est alcoolique. Le traitement ioduré n'a donné aucun résultat.

La raideur de l'épaule est apparue depuis un mois, l'humérus n'atteint pas l'horizontale si l'omoplate est fixé. Cette raideur s'accompagne de quelques douleurs siégeant surtout au côté interne de l'articulation : après cinq jours de traitement la raideur disparaît. Pendant tout le traitement, le deltoïde qui avait un commencement d'atrophie est faradisé.

Au début, nous avions cru que la contracture du long supinateur était due à une lésion nerveuse, mais quand cet accident a disparu (massage et courants ascendants faibles pendant dix jours), nous avons pu constater qu   le coude était pris et le malade a alors avoué qu'il en souffrait depuis cinq mois. Le traitement du coude a été fait pendant quinze jours ; quand nous avons quitté le malade, les douleurs avaient disparu, mais l'extension n'était pas complète : l'angle maximun s'était ouvert de 145 à 160 degrés environ. Le malade n'a présenté aucun symptôme de maladie du système nerveux, les réflexes ont toujours été normaux.

L'absence de tout autre renseignement étiologique nous autorise à assigner à ces accidents une origine syphilitique.

Arthropathies nerveuses. — On entend, par ce terme, des accidents très divers : ce sont quelquefois des douleurs sine materia ou du moins paraissant telles. On comprend dans la même appellation de véritables arthrites affectant selon les cas tout ou partie des organes complexes qui constituent les articulations.

Dans les névralgies légères, le massage agit comme anesthésique incontestable, mais on ne doit pas tirer trop de gloire de résultats que l'expectation seule eût peut-être donnés Nous renverrons à un autre chapitre ce qui touche aux névroses; mais, pour nous en tenir aux névralgies, on n'obtient par le massage même combiné à l'application judicieuse de l'électricité que des résultats variables. C'est que le siége du mal est souvent hors de portée de la main du masseur, le diagnostic étiologique souvent obscur et quelquefois tel qu'aucune intervention de ce genre ne peut être utile. Il n'en est pas de même lorsque le point de départ de la douleur est une lésion de l'article. Von Mosengeil a observé que dans la plupart des cas qui lui ont été adressés comme névralgies articulaires, il y avait des lésions manifestes, des indurations circonscrites, de la synovite à des degrés divers. « Quelquefois, dit-il, il y a des douleurs si violentes que celles-ci ne peuvent être mises sur le compte d'altérations insignifiantes, et le caractère de ces douleurs est certainement névralgique. *Dans ce cas*, le massage rend d'excellents services. » On voit par ces lignes que notre maître restreint les indications du massage au cas où il y a des lésions localisées à l'articulation et son avis n'est pas aussi opposé au scepticisme de Billroth que ne semblerait le faire penser Norstrom, dans l'appendice de son ouvrage.

Dans les arthrites qui accompagnent les maladies nerveuses, il faut avant tout se rendre compte de l'état des différents organes de la jointure. Tant que l'affection se bornera aux tissus périarticulaires et à la synoviale, le massage est indiqué. Si les cartilages et les os sont atteints, comme par exemple dans le tabes, l'intervention deviendra inutile si même elle n'est pas nocive.

Arthrites de voisinage. — Les arthrites provoquées par une tuberculose osseuse voisine ne doivent pas être massées, nous l'avons déjà dit. Il en est de même si on se trouvait près d'une tumeur maligne ; mais, dans tous les autres cas, le massage rendra d'excellents services : c'est ainsi qu'on l'emploiera dans les hydarthroses qui accompagnent les fractures des os se rendant à la jointure et dans les cas d'inflammation de quelque organe voisin, pourvu qu'elle ne soit pas suppurée. La syphilis, nous l'avons déjà dit, n'est pas une contre-indication, et la crainte de provoquer des accidents sur un autre point de l'organisme est purement hypothétique, au moins pour le moment.

Arthrites rhumatismales. — Il y a peu de termes aussi mal définis que celui d'arthrite rhumatismale chronique ; aussi, pour éviter toute méprise, nous étudierons séparément différents types cliniques sans nous inquiéter de la valeur scientifique absolue d'une pareille division. Nous rappellerons que la durée de la période du déclin du rhumatisme articulaire aigu peut être notablement diminuée par le massage, mais on ne peut appeler cela de l'arthrite chronique.

Arthrite chronique rhumatismale simple. — Cette affection se manifeste souvent chez des individus déjà atteints par des attaques aiguës : la durée du traitement est variable, mais, dans les cas favorables, la guérison peut être obtenue dans une quinzaine de jours.

OBSERVATION XXXVIII (Norstrom). *Arthrites rhumatismales des articulations du pied. Extension et flexion forcées. Massage. Guérison.*

M. N. N., de Trèves, âgé de 50 ans, a fait la campagne de 1866 contre l'Autriche ; à ce moment, il eut un rhumatisme des deux articulations tibio-tarsiennes qui disparut peu à peu ; fait la campagne de France en 1870, nouvelle poussée rhumatismale du côté des articulations du pied ; raideur, infiltration sensible des ligaments au dessous des malléoles. La marche sur un terrain uni est très difficile, à cause de la rigidité des jointures intéressées ; il a été traité sans succès par les moyens ordinaires. Massage au dessous des malléoles ; extension, flexion et rotation de manière à détruire les pseudo-membranes. L'infiltration disparut peu à peu, la marche redevint libre et, le 29 août, après 14 jours de traitement, il était complètement guéri.

Obs. n° 9 (personnelle). M. X., 45 ans, minotier. Arthrite chronique du genou gauche. Ce malade est rhumatisant, sujet aux migraines ; c'est un vrai arthritique. Un an avant le début du traitement, ce malade s'est fait une entorse du genou à laquelle a succédé une arthrite chronique. Le traitement institué est insignifiant et n'a produit d'ailleurs aucun effet. Lorsque nous voyons ce malade, le genou est tuméfié, les tissus périarticulaires sont le siége d'une infiltration diffuse ; la circonférence de la cuisse gauche est plus courte que celle de la droite de deux centimètr. et demi à 0,20 centimètr. au-dessus de la pointe de la rotule; le malade souffre surtout la nuit et lorsqu'il est resté longtemps assis ; il ne peut arriver à l'extension complète, crépitation grosse et fine dans toute l'articulation.

Massage, faradisation : amélioration notable dès la fin de la première quinzaine ; le malade peut fléchir sa cuisse en allant à la selle; au bout de six semaines, guérison complète : la circonférence de la cuisse malade a gagné un centimètre et demi ; les mouvements sont libres; la crépitation fine a disparu ainsi que les douleurs, le malade, qui est grand et fort, peut appuyer tout son corps sur la cuisse malade *fléchie*. L'empâtement a disparu sauf dans la région supérieure et externe où il reste encore une tuméfaction légère.

Polyarthrite déformante. Rhumatisme déformant. Rhumatisme d'Heberden. Cette affection ne suit pas toujours la même marche et elle peut même évoluer assez rapidement. Le massage donne des résultats étonnants mais le malade est exposé à de nouvelles poussées. Dans de nombreux cas, il existe de l'atrophie musculaire, et les réflexes peuvent être modifiés ce qui indique que le mal retentit jusqu'à la moëlle.

Nous renvoyons à ce sujet aux observations sommaires que nous avons données à la suite des leçons de Von Mosengeil. On en trouvera dans les ouvrages. En voici une qui nous est personnelle.

Conception, salle Sainte-Amélie n° 7. F. M., 67 ans, journalière. —Polyarthrite déformante, atrophie de tous les muscles. Rhumatisme musculaire chronique.

Pas d'antécédents. Début en février 89, marche rapidement envahissante. Sont envahies : les articulations des deux membres supérieurs jusqu'au coude inclus, des deux membres inférieurs jusqu'aux genoux. La malade est mise en traitement le 8 août 1889 ; massage des articulations et des muscles malades, courants continus descendants très faibles et progressifs; électrisation de la moëlle épinière : l'électrode négatif étant placé sur la paroi abdominale, l'électrode positif est promené de bas en haut sur les côtés de l'épine dorsale ; le courant employé ne dépasse pas cinq milliampères.' Gymnastique suédoise. Amélioration très rapide ; les mains devenues impotentes reprennent peu à peu leurs fonctions, la peau reprend comme une couleur de jeunesse et les muscles augmentent rapidement de volume. Le 7 septembre la malade peut soulever un poids de vingt kilos. Le 18 août léger embarras gastrique sans influence sur le traitement; le 25, 1 gramme iodure de sodium. Le 8 septembre, nouvelle poussée rhumatismale localisée surtout aux genoux et à l'épaule droite; la malade est quittée le 11 septembre, les genoux sont assez douloureux ainsi que l'épaule droite. Le pied droit va bien, ainsi que la main et le coude du même côté, sauf l'articulation de l'annulaire. Le pied gauche va beaucoup mieux ; il en est de même de la main et du coude du même côté. En somme, le massage a donné les meilleurs résultats et il est probable que si le traitement avait pu être continué, on serait venu à bout de la nouvelle poussée et on aurait complètement guéri la malade.

Arthrite sèche. — Cette affection doit aussi être traitée par le massage, mais il faut se garder de trop d'optimisme dans le pronostic et annoncer au malade que l'on prétend l'améliorer, la guérison étant exceptionnelle. C'est encore dans l'ouvrage de Norstrom que nous puiserons une observation recueillie par Bergman et Helleday.

Arthrites sèches des deux hanches (morbus coxæ senilis). — *Massage.* — *Amélioration.*

N., charpentier, 55 ans, vu pour la première fois le 4 août 1874. Il y a six ans, il commença à ressentir sans cause connue des douleurs dans les deux hanches, bien qu'il eût toujours été bien portant jusque là ; pendant la marche, ces douleurs s'irradiaient jusqu'au voisinage des genoux. Légères douleurs spontanées. Il a employé divers traitements, entre autres les bains et le repos au lit ; malgré cela l'état n'a fait qu'empirer, de sorte que maintenant il marche difficilement en s'appuyant sur deux bâtons. Infiltration sensible autour de l'articulation coxo-fémorale du côté droit. Tuméfaction du muscle tenseur du fascia lata. Pas de fluctuation; les parties infiltrées sont très douloureuses à la pression. Du côté gauche, on trouve une infiltration analogue, mais beaucoup moins prononcée. Les deux jambes sont dans l'abduction et ne peuvent être rapprochées, de telle sorte qu'il reste entre les deux rotules une distance minimum de quarante centimètres. Il y a un peu de rotation en dehors et de flexion au niveau de la hanche ; quand le malade marche, il est un peu courbé en avant. Du côté droit, l'extension maximum a 101°; du côté gauche, elle est de 148°; la flexion du côté droit est de 95°, celle du côté gauche est de 94°. Les mouvements ordinaires sont indolents, mais les mouvements forcés sont douloureux et accompagnés d'une crépitation osseuse énergique. Pression contre l'acetabulum indolente : rien dans les autres jointures.

Massage. — Le 10 novembre le malade, qui est venu irrégulièrement, a pu faire à pied une course de deux milles. Il peut marcher sans bâton et se tient bien. Pas de douleurs ni spontanées ni à la pression. L'infiltration périarticulaire a disparu, Du côté droit, l'extension va jusqu'à 160°, du côté gauche à 165° ; la flexion va jusqu'à 92°, du côté gauche à 87°. La distance entre les deux rotules n'est plus que de vingt centimètres,

Arthrite goutteuse. — Le massage doit-il être employé contre les arthrites goutteuses? N'est-il pas sans danger, à supposer qu'il soit éfficace? C'est là une question non résolue et à supposer qu'elle le soit, le massage local ne préviendrait pas les récidives; Elstein le recommande cependant: nous préfèrerions le massage général, bien que nous n'ayons pu nous former une opinion à cet égard. Dowse est aussi chaudement partisan du massage contre la goutte en général, mais il vise à assurer la nutrition et à combattre la cause du mal plutôt qu'à s'attaquer à des localisations qui peuvent changer à chaque instant.

Art. 2. — Affections des os.

De toutes les maladies des os, les fractures sont les seules sur lesquelles le massage exerce une action utile, mais encore faut-il l'employer avec discernement, car une mauvaise thérapeutique pourrait mener droit à la pseudarthrose. Nous étudierons séparément chaque espèce de fracture en indiquant le traitement qui lui convient : nous possédons peu d'observations, mais elles confirment les résultats qu'on est en droit d'espérer dans tous les autres cas.

Avant d'aborder ces détails, nous devons donner quelques considérations générales applicables à toutes les fractures :

1° Ne peuvent être traitées par le massage que les fractures non compliquées de plaie ;

2° Dans le cas où on se trouve en présence d'un gonflement considérable à la première visite, il est inutile de se presser d'appliquer un appareil, le travail de consolidation n'en serait nullement aidé : il est préférable de placer le membre dans une gouttière en fil de fer jusqu'au moment où le massage a eu raison du gonflement. C'est la méthode suivie dans le service de Volkman, mais à Halle l'appareil, une fois en place, n'est plus enlevé tant que la fracture n'est pas consolidée ;

3° Pendant les trente-six heures qui suivent l'accident, on appliquera de l'eau fraîche, ou mieux, un sachet de glace sur la partie malade ;

4° Il sera utile dans les cas où l'on masse un épanchement d'exercer une *légère* compression après chaque séance de massage ; il est inutile d'appliquer la bande élastique comme le conseille Starke (1). Le plus souvent, il suffit d'entourer le membre d'une simple couche de coton (ce qui n'empêche pas l'application de l'appareil plâtré, toujours trop large après la première application et, d'ailleurs, assez flexible pour se prêter à la compression), et de faire la compression avec une bande en fil ou en coton ;

5° Il arrive souvent que les articulations voisines de la fracture sont atteintes d'hydarthrose ; c'est là un phénomène sans importance dont le massage aura bientôt raison.

Clavicule. — Fracture de la partie moyenne. Echarpe de

(1) Starke. — Massage dans les fractures. Deutsche milit. Leitsch. 1877, p. 229.

Mayor, massage jusqu'à résorption de tout épanchement ; mouvements du membre dès que les fragments sont immobilisés.

Dans les fractures des extrémités de la clavicule, il n'y a, le plus souvent, pas de déplacement ; on pourra donc, après chaque séance, faire des mouvements passifs de l'épaule, avec quelques précautions faciles à deviner.

Humérus. — Extrémité supérieure. Lucas-Championnière a obtenu des résultats surprenants même chez des gens âgés, en traitant ce genre d'affection, réputé grave, par le massage. On massera deux fois par jour l'articulation et on fera ensuite des mouvements passifs aussi étendus que possible. On obtient en général une guérison avec conservation des mouvements articulaires au bout d'un mois.

Partie moyenne. La pseudarthrose étant avant tout à redouter, il faut immobiliser les fragments au moyen de l'appareil d'Hennequin.

Cet appareil peut être placé de façon à réserver une place libre qui sera massée ; il permet de mobiliser, dans une certaine mesure, l'épaule, et il ne faudra pas tarder à le faire. Dès que la consolidation existera, on appliquera un nouvel appareil plâtré pouvant facilement être enlevé afin d'éviter les raideurs si fréquentes au coude : ce dernier appareil sera une gouttière partant de la racine du membre et se terminant dans le voisinage du poignet.

Fractures du coude. — Les fractures articulaires se traitent toutes de la même façon ; il faut appliquer ce que nous avons appelé l'immobilisation intermittente dans les appareils plâtrés, masser et mobiliser deux fois par jour, cette méthode pourrait être appelée méthode de Starke.

La guérison sera obtenue dans un délai de vingt à trente jours.

Fractures de l'avant-bras. — Si un seul des os de l'avant-bras est fracturé, l'autre servant d'attelle, on fera de l'immobilisation intermittente. Si les deux os sont atteints, on devra immobiliser complètement le segment pendant une dizaine de jours au moins, et plus tard, tenir pendant longtemps l'avant-bras dans une demi-gouttière plâtrée dans l'intervalle des massages, afin d'éviter les fractures itératives fréquentes dans ces conditions.

Fractures des extrémités inférieures des os de l'avant-bras. — Mobilisation intermittente. Au bout d'une semaine environ on peut enlever l'appareil : l'avant-bras sera maintenu quelques jours encore dans une écharpe pour le garantir de toute violence extérieure ; le malade devra se servir le plus tôt possible de sa main ; la guérison aura lieu dans trois semaines tout au plus.

Dans les fractures de l'avant-bras, il ne faut pas trop se préoccuper de l'effacement de l'espace interosseux ; il est, d'ailleurs, pratiquement impossible de le rétablir dans les cas où les os sont rapprochés, et il n'y aurait aucun avantage à le faire.

Les fractures du *carpe*, du *tarse*, du *métacarpe* et du *métatarse* n'exigent en général aucun appareil ; il faut seulement les protéger par les moyens usuels : la guérison est complète dans un délai de quinze à vingt jours, dans les cas les plus simples.

Fractures des doigts. — On est souvent obligé d'appliquer un appareil (en carton) ; mais la consolidation est très rapide et il faut se hâter de mobiliser les articulations voisines ; guérison en quinze jours.

Fractures de l'extrémité supérieure du fémur. — Il est au moins inutile d'appliquer un appareil ; on massera l'articulation de la hanche et fera marcher le malade le plus tôt possible ; pendant le séjour du malade au lit, on pratiquera l'extension continue au moyen de l'appareil à chariot de Volkman.

Fractures de la partie moyenne du fémur. — On fera l'extension continue au moyen de l'appareil de Volkman ou de celui d'Hennequin et le massage ; le malade ne pourra se lever, bien entendu, que lorsque la fracture sera consolidée. Le massage sera fait tant qu'il y aura de l'épanchement, et à la fin du traitement, pour combattre la dénutrition des muscles.

Fractures de la rotule et de l'olécrâne. — Le traitement rationnel de la fracture de la rotule est à coup sûr la suture des fragments, mais les dangers qu'offre cette opération entre les mains de la plupart de nos chirurgiens nous autorisent à préconiser le massage pour quelques années encore. Toutefois, malgré les beaux résultats que ce traitement a donnés, le pronostic ne doit pas être absolument favorable, et il est des cas où le massage n'a donné que des demi-succès; nous pouvons ajouter que l'immobilisation donne, à quelques exceptions près, de déplorables effets, de sorte qu'en fin de compte c'est au massage que devront s'arrêter la plupart des chirurgiens.

On peut masser sans appareil, appliquer, comme Von Mosengeil, une griffe sur un bourrelet de gutta-percha, mettre l'appareil de Schede, qui consiste en une solide attelle postérieure allant du pied à la fesse et présentant une charnière au niveau du genou. Cette articulation de l'attelle permet d'augmenter peu à peu l'amplitude de flexion de la jambe sur la cuisse et de faire marcher le malade dès les premiers jours.

On peut enfin, avec Schede, Kocher et Volkman, pratiquer la ponction de la synoviale suivie ou non d'un lavage antiseptique. Mais, à tant faire que d'ouvrir l'articulation, mieux vaut peut-être la suture osseuse.

Signalons, d'après Reibmayr, une intéressante observation de fracture rotulienne traitée par Mezger.

Un officier supérieur russe, à la suite d'une fracture transversale de la rotule, présentait une ankylose partielle du genou, assez prononcée pour compromettre sa carrière. Berghman, après avoir pratiqué le massage sans aucun résultat, adressa son malade à Mezger, qui déclara l'ankylose définitive.

Or, peu après, l'officier fit une nouvelle chûte dans laquelle il se fractura la rotule en trois fragments. Cette nouvelle fracture fut traitée par le massage et les mouvements pratiqués presque au début; en trois mois, Mezger guérit complètement le blessé, qui put reprendre son service.

Observation personnelle. — H., médecin, 80 ans. Fracture de la rotule par cause directe le 2 janvier 1890. Début du traitement le 10 janvier (une séance par jour). Appareil plâtré, mobilisation intermittente. Le malade commence à marcher avec des béquilles le 20 janvier. Le 26, il fait une chûte en arrière, mais sans fracture itérative. Le 24, courants continus descendants. Le 28, marche convenablement et peut aisément se passer de béquilles le 5 février.

Il n'y a que deux fragments réunis par un cal fibreux d'un centimètre environ.

Dans les cas favorables, la guérison a lieu dans trois semaines. On sera souvent obligé de pratiquer l'immobilisation dans les *fractures de la partie moyenne du tibia*, mais il n'en est pas de même pour les *fractures isolées du péroné*, qui devront toujours être traitées par le massage, quel que soit le point où existe la solution de continuité.

Dans les *fractures malléolaires*, on pratiquera avec avantage l'immobilisation intermittente, bien qu'il ne soit pas absolument nécessaire d'appliquer un appareil. On fera marcher le malade le plus tôt possible, et cela peut être possible au bout de quelques jours. Le pronostic dépend de l'intensité fort variable du traumatisme ; quelquefois la guérison sera complète au bout d'une dizaine de jours, mais un mois peut être nécessaire si l'on se trouve en présence d'une entorse grave compliquant la fracture.

Nous avons recueilli dans le service de M. Villeneuve deux observations sommaires de fractures malléolaires ; ces fractures ont été traitées par un massage très imparfait comme les entorses dont il a été question plus haut. Il ne faut donc pas s'étonner que la durée du traitement paraisse un peu longue. Les malades sont sortis absolument guéris sans aucune raideur articulaire.

Nº 47. *Registre des entrées. Sainte-Catherine, 29. C. S.,* *ménagère, 68 ans.* Fracture bimalléolaire à gauche, fracture du col du fémur du même côté : chûte dans un escalier. Appareil plâtré, mobilisation au bout d'une semaine ; la fracture du fémur n'a pas été traitée ; la malade a pu se lever sans appareil le dix-septième jour ; elle a quitté l'hôpital quarante jours après son entrée, parfaitement guérie.

N° 60. *G. L., 48 ans, journalière, née à Mâcon.* Fracture bimalléolaire, luxation du pied en arrière datant de huit jours : La malade est restée 103 jours à l'hôpital. Au début, réduction sous le chloroforme, puis appareil plâtré, qui a été laissé huit jours en place, la luxation ayant de la tendance à se reproduire, les premières tentatives de marche ont amené un peu de subluxation qu'il a fallu réduire. Le massage a été abandonné faute de masseur après une quinzaine de jours. La malade a fini cependant par guérir ; elle est sortie de l'hôpital avec une raideur assez considérable du pied, mais sans ankylose. Nous l'avons revue le 1er octobre. Elle est complètement guérie et les mouvements du pied sont presque tous rétablis.

Voilà un demi-succès, mais il est certain qu'avec un bon masseur, on fut arrivé à obtenir une très belle observation.

Fractures des côtes. — Tout appareil est inutile, nous en avons donné plus haut la preuve; on fera le massage en suivant la direction du sang veineux dans les espaces intercostaux.

On s'est peu occupé du traitement par le massage des autres maladies des os ; cependant Johnsen aurait guéri en cinquante séances une *périostite* du tibia survenue à la suite d'un traumatisme et qui durait depuis cinq ans.

Art. 3. — *Affections des muscles.*

On sait qu'un muscle comprend deux parties : le corps charnu et le tendon. Les synoviales tendineuses constituent de véritables articulations et doivent être traitées comme telles ; mieux accessibles à la main du masseur, les synovites de toute nature sont de beaux cas de massage. Cependant les synovites blennorrhagiques sont plus rebelles et, selon Mosengeil, on aurait très difficilement raison de l'inflammation des bourses sous-cutanées plantaires, cela surtout à cause de l'épaisseur et de la dureté de la peau de la région.

L'affection si fréquente à la face dorsale du poignet, et connue sous le nom de ganglion peut-être traitée avec succès par le massage, mais il n'est pas rare de voir le mal récidiver, témoin l'observation suivante de Westerlund :

A. J., 15 ans, a sur la face dorsale de la main droite un hygroma qui rend le mouvement de flexion de la main difficile et douloureux ; sa consistance est cartilagineuse ; il a le volume d'une amande ; la circonférence du poignet à ce niveau est de 17 centimètres, tandis que celle du poignet gauche n'est que de quinze centimètres. Le traitement consiste en frictions légères le long du tendon de l'extenseur et en pressions plus énergiques sur la tumeur avec les deux pouces. Au bout de quatre séances, elle a notablement diminué, comme on peut le constater dans la flexion exagérée. Plus de douleurs dans les mouvements ; au bout de quatre mois, elle reprend son volume, on la masse et elle disparaît de nouveau.

Nous possédons trois observations personnelles ; dans une d'elles seulement nous avons obtenu la guérison au bout de vingt séances.

Myosite aiguë. — Cette affection, considérée il y quelques années comme très rare, est en fait assez fréquente : on l'observe le plus souvent à la période de déclin des fièvres graves, souvent encore à la suite d'un traumatisme ayant intéressé le muscle ou son tendon.

La myosite aiguë est en général promptement guérie par le massage, à la première période de la maladie surtout : il n'est pas fort rare, en effet, surtout dans la dothiénentérie de voir la suppuration survenir, ce qui donne une indication différente.

Nous citerons une observation de Norstrom :

Contusion du cou. — Myosite du sterno-mastoïdien. — Torticolis consécutif. — Massage. — Guérison.

Un forgeron a reçu, il y a trois jours, un coup de barre sur le côté droit du cou. Douleur très vive, et depuis ce moment, la tête reste immobile quand il essaye de la tourner; ces tentatives sont douloureuses, et elles augmentent jusqu'à un certain point la déviation; application d'eau froide et badigeonnages iodés sans résultat. La région correspondante du cou est le siége de sugillations étendues; le muscle sternomastoïdien de ce côté est très tuméfié, surtout dans son tiers supérieur. Douleur très vive quand on promène le doigt sur la région. Impossible de découvrir une dépression indiquant une rupture des fibres musculaires. Les muscles du voisinage paraissent intacts.

Massage.—Résultat tout à fait satisfaisant; au bout de dix minutes, le malade peut remuer la tête. Le lendemain, en revenant, je trouve que celle-ci a repris la position vicieuse antérieure. Une nouvelle séance de massage produit le même effet. Au bout de quatre jours (une séance par jour) le malade peut mouvoir aisément et sans la moindre douleur la tête dans tous les sens. Pas de récidive.

Les résultats les plus brillants se rencontrent dans le lumbago aigu ainsi qu'en témoigne l'observation suivante (personnelle).

Lumbago. — X..., ouvrier, 30 ans.

Cet homme portait sur ses épaules un sac de 120 kilos environ, lorsqu'un sac de même dimension lui est tombé sur le dos d'une hauteur de un mètre; le malade vient me trouver quatre jours après et accuse une violente douleur dans la masse des muscles du dos à la région dorso-lombaire; le côté gauche surtout était très douloureux; comme j'étais pressé, je lui fais une très courte séance et je lui donne rendez-vous pour le lendemain 23 janvier 1890; cette fois, massage sérieux suivi de faradisation avec fil fin et pinceau; le malade s'est trouvé absolument guéri le soir même et a pu reprendre son travail le lendemain matin.

La myosite chronique peut être produite par les causes les plus diverses, et l'étiologie en est réellement encombrée si on considère l'atrophie musculaire comme une myosite, ce qui est peut-être vrai.

Nous n'entrerons pas dans la discussoin stérile-au point de vue pratique de ces causes si diverses, disons seulement, en réservant plus loin une place à l'atrophie, que l'étiologie la plus commune paraît être le rhumatisme ; l'anémie, et surtout celle qui accompagne l'adolescence, paraît aussi être une cause fréquente, et nous croyons avec Wretlind que bien souvent c'est à une pareille affection qu'il faut attribuer l'origine des scolioses. Dans la myosite rhumatismale, on rencontre les petites nodosités dont nous avons déjà parlé. On observe aussi certains symptômes à distance, qui pourraient donner le change et conduire à une erreur de diagnostic, témoin le cas suivant, dû à Norstrom :

Myosite du trapèze et des scalènes. — Indurations calleuses sur le trajet de ces muscles. — Céphalée habituelle. Migraine réflexe. — Massage. — Guérison.

Mme M., 28 ans, souffre, depuis des années, de douleurs rhumatismales vagues. Ces douleurs ont fini par se concentrer dans la tête. Galvanisation et faradisation, quinine, caféine, aconitine. En 1877, saison à Aix-les-Bains ; l'hiver dernier, hydrothérapie ; toutes ces médications n'ont produit qu'un soulagement transitoire. La douleur, plutôt sourde qu'aiguë, siége dans les régions supérieures de la face; souvent le matin, elle est assez intense pour réveiller la malade; dans ce cas, elle ne trouve pas de meilleur moyen pour se calmer que de garder, pendant toute la journée, le repos au lit. La malade aurait, dit-elle, la tête comme enserrée dans un étau. L'œil droit devient rouge, et les larmes coulent abondamment. Nausées et parfois vomissements; parfois contractures spasmodiques de certains muscles de la face, ressemblant au tic douloureux. Depuis quelque temps, les paroxysmes se sont rapprochés et ils ont augmenté d'intensité. Les efforts intellectuels, les impressions morales tristes sont suffisantes pour les provoquer. L'humeur est changeante ; la malade, à l'approche des crises et même en dehors d'elles, recherche la solitude; elle s'enferme parfois des heures entières sans vou-

loir voir personne. L'état général a un peu souffert ; elle est
anémiée, se croit incurable, et n'accorde qu'une confiance à
peine médiocre au massage.

Ayant examiné avec soin, et par acquit de conscience, les
muscles de la nuque, je finis par découvrir que les scalènes et
la partie acromiale du trapèze du côté droit étaient plus durs
et plus résistants à la pression que les muscles du voisinage.
En pratiquant la palpation plus minutiensement, je trouvai
plusieurs indurations dont quelques-unes avaient la grosseur
d'une noisette et semblaient intéresser les muscles dans toute
leur profondeur. Les plus volumineuses correspondaient au
voisinage des attaches supérieures du trapèze. Les pressions
exercées sur ce point produisent une sensation plus vive que
partout ailleurs et s'irradient à droite dans la direction de la
face, donnant lieu à une douleur analogue à celle que la
malade éprouve au moment des accès. Le massage, pratiqué
de préférence sur ces indurations, était très douloureux au
début; il devint supportable au bout de trois ou quatre
semaines. La céphalée diminuait en même temps que les
indurations. Au bout de cinq semaines, les paroxysmes étaient
déjà moins fréquents, mais ce ne fut qu'au bout de quatre
mois, après quatre-vingt-deux séances, que la malade obtint
une période de bien-être absolu. A ce moment, le muscle
avait repris son volume normal et il ne restait plus que des
traces des indurations les plus volumineuses. La malade a
repris ses forces ; elle a meilleure mine, dort tranquillement,
l'état moral est aussi bien meilleur. Je l'ai vue plusieurs mois
après la fin du traitement, il n'y avait pas eu de récidive.

Il est impossible, en général, d'assigner une durée exacte au
traitement ; quelquefois on obtient le résultat désiré en quelques séances, mais on n'est pas toujours aussi heureux, et
dans certains cas, on ne peut arriver à la guérison complète
qu'avec une longue patience ; l'électricité est un puissant
adjuvant du traitement : si le muscle n'est pas affecté d'atrophie, on emploiera sans exclusivisme la faradisation et sans
ménager trop le malade : s'il y a atrophie, on pourra
employer simultanément ou exclusivement les courants con-

tinus: Quoiqu'on fasse, il ne faut pas croire la guérison acquise le jour où les troubles fonctionnels ont disparu, et il ne faut cesser le traitement que le jour où le muscle a recouvré sinon son volume, du moins ses autres qualités physiques de résistance, d'élasticité, etc. Il pourrait arriver cependant, si l'intervention a lieu à une époque très avancée de la maladie, que le muscle fût dégénéré, mais cela est assez rare et, en général, tout se répare avec le temps.

Les indurations rhumatismales ne disparaissent que fort lentement quand elles sont anciennes; Faut-il masser indéfiniment et attendre qu'il n'en reste plus trace ? C'est impossible en pratique, à moins que l'on n'ait affaire à des malades riches et exceptionnellement patients, et même dans ce cas, mieux vaut suspendre de temps en temps le traitement, ces périodes de repos n'entravant pas la marche de la guérison si la cause a cessé d'agir.

La technique est des plus simples. Dans les affections très douloureuses, on se borne à un effleurage léger, puis on en vient au pétrissage et à l'écrasement; on agit souvent mal dans la profondeur des muscles avec la pulpe de l'extrémité des doigts, les frictions seront donc faites en général avec la pulpe du pouce ou la deuxième phalange de l'index fléchi, le poing étant fermé.

Nous recommanderons de masser les synoviales tendineuses le long et au bord, pas au-dessus des tendons. On devra toujours mobiliser, car tout muscle qui cesse de fonctionner s'atrophie, et les mouvements passifs suppléent au moins dans une certaine mesure aux mouvements actifs.

Torticolis. — Nous avons donné plus haut une observation de torticolis aigu.

Cette affection peut être d'origine nerveuse, mais cela est exceptionnel; elle a, en général, pour cause une lésion du muscle ou du tendon. Le dernier cas est le moins favorable, surtout s'il s'agit de ces rétractions tendineuses anciennes et quelquefois généralisées à plusieurs groupes; contre elles la ténotomie est encore la meilleure thérapeutique, lorsqu'elle est possible.

7

L'étiologie du torticolis est très variée. La paralysie du muscle voisin de même nom, la contracture, l'influence diathésique peuvent être en jeu et imprimer à l'affection un cachet particulier.

Dans tous les cas on obtiendra les meilleurs résultats par l'emploi du massage et de l'électricité ; on est d'ailleurs toujours à temps d'en venir à la ténotomie.

Contractures musculaires. — On n'est pas bien d'accord sur le sens de ce terme ; nous dirons avec Richet qu'on entend par là une constriction prolongée et qui ne peut plus être relâchée par l'influence de la volonté ; cette constriction ne s'applique qu'à la fibre musculaire, et il ne faut pas comprendre dans les contractures les rétractions dues à des scléroses conjonctives, à des indurations fibreuses, etc. Toutes ces rétractions ainsi éliminées seront traitées avec avantage par le massage qui est la thérapeutique naturelle des affections chroniques du tissu conjonctif. Les contractures ont pour cause le traumatisme, une affection du muscle, une affection d'un organe voisin ou une affection du système nerveux. Lorsqu'un muscle subit une déchirure transversale complète ou que son tendon s'est rompu, le muscle revient sur luimême, mais ce n'est pas là proprement parler une contracture, c'est l'effet du tonus, de la contraction permanente de tout muscle. On peut, dans les ruptures tendineuses, intervenir chirurgicalement et on a eu ainsi de beaux succès ; il n'en est pas de même en général pour le premier cas, et les sutures profondes faites dans le sens de la longueur d'un muscle, n'ont qu'une bien faible solidité, nous ne sommes pas alors partisan d'une opération et nous préférons le massage et la mobilisation qui donneront la meilleure cicatrisation de la solution de continuité avec le minimum d'adhérences rétractiles aux tissus voisins.

A la suite des ténotomies, le massage rendra encore les plus grands services, car le repos dans l'immobilisation ne fait que provoquer une diminution de volume du muscle atteint et aggraver l'état souvent peu brillant des antagonistes.

Nostrom a publié quelques observations de contracture de la première espèce ; nous allons en citer une :

Rupture partielle du muscle tibial postérieur. — Synovite de la gaîne de son tendon. — Contracture légère du muscle. — Guérison. — Mme C., 32 ans, traitée pour une entorse dont l'observation a été rapportée plus haut, était guérie de cet accident y compris la fracture. Le cal avait une solidité suffisante pour qu'elle pût faire des promenades dans sa chambre. Etant assise près du feu, elle fit un mouvement brusque de rétraction de la jambe et ressentit aussitôt une vive douleur dans le mollet ; la nuit suivante elle eut une contracture qui disparut assez vite. Le lendemain, elle avait sur la face interne de la jambe une petite suffusion sanguine ; pas d'exagération de la sensibilité à la pression. Au contraire, on provoquait sur une surface peu étendue du mollet, une sensation très douloureuse, correspondant à une petite élévation que la malade elle-même reconnaissait. Pas d'autre phénomène, qu'un peu de contracture lorsqu'elle voulait marcher. La douleur à la pression était plutôt augmentée que diminuée, et elle s'étendait dans le sens latéral ; cette douleur siégeait toujours dans une couche musculaire profonde. Il y avait en outre une synovite tendineuse de la partie supérieure de la gaîne du tendon du muscle tibial postérieur. Une première poussée qui s'était faite du côté de cette gaîne avait disparu par le massage. Sept séances, dont deux par jour suffirent pour avoir raison de tout.

Nous avons cité plus haut une observation où la contracture du long supinateur, due probablement à une arthrite du coude a cédé à la suite de quelques séances de massages et de galvanisation centripète.

Le massage comprend l'effleurage et le pétrissage du muscle atteint ; l'électrisation doit être faite avec prudence, surtout s'il s'agit d'une contracture récente, d'un spasme ; on n'emploiera que des courants continus de faible intensité.

Les autres contractures seront traitées avec les affections du système nerveux.

Les paralysies musculaires quelle qu'en soit la cause

tiennent aussi presque toujours à une affection nerveuse et bien que nous eussions pu reprendre la division que nous avons adoptée pour les contractures, nous passerons sur toute considération théorique, pour nous borner à la technique du traitement.

Toutes les fois que l'on se trouvera en présence d'une paralysie ou d'une contracture et que le diagnostic de la lésion n'exclura pas la possibilité de la guérison, on devra avoir recours à l'exploration électrique des muscles : si cette exploration laisse entrevoir la moindre lueur d'espérance, il faut se mettre à l'œuvre et unir à celles du massage, les ressources de l'électricité; si le mal s'améliore, si à la paralysie succède la parésie, un troisième moyen de traitement, une gymnastique savante des muscles malades hâtera la guérison.

Même dans les cas où l'exploration électrique assombrit le pronostic, on peut quelquefois arriver par le massage à un succès complet, mais le traitement est toujours assez long et peut rester stérile. Tel est sur cette question l'avis de Von Mosengeil. On a vu déjà plus haut que le massage permet d'augmenter les réactions électriques des muscles ; il peut donc les faire apparaître si elles sont très faibles ou même nulles.

Nous traitons les paralysies musculaires par l'effleurage et le pétrissage : le tapotement peut être employé, mais il ne faut pas en abuser : c'est un moyen précieux pour les muscles à fibres lisses, notamment pour ceux de l'estomac et des intestins.

Le traitement de l'atrophie musculaire se confond avec celui des paralysies et contractures : même lorsque la maladie a pour cause une lésion irréparable des cellules des cornes antérieures, comme dans la paralysie infantile, on peut obtenir bien souvent la guérison ou tout au moins une amélioration considérable : il est probable que l'on provoque des suppléances nerveuses suffisantes et le résultat d'ailleurs incontestable de cette thérapeutique peut conduire par voie de généralisation, au traitement de certaines affections jugées incurables.

ARTICLE 4. — AFFECTIONS DU SYSTÈME NERVEUX.

Névroses.

Hystérie. — On peut appliquer le massage au traitement de l'hystérie soit comme traitement général, soit pour combattre quelque détermination localisée. Dans le premier cas, on rentre dans la méthode de Weir Mitchell, qui a fait ses preuves, bien que les procédés de massage employés, semblent inférieurs à ceux qui nous ont été enseignés.

Playfair en Angleterre, a aussi obtenu d'excellents résultats et on trouvera deux de ses observations dans l'ouvrage de Norstrom. Mais on remarquera que, dans ces deux cas, la malade a changé de milieu et s'est trouvée dans les conditions morales les plus favorables à la guérison de l'hystérie. C'est dans des établissements spéciaux, que les malades, isolés de leur famille et soumis à la méthode de Weir-Mitchell obtiendront les meilleurs résultats, mais en pratique, il est bien souvent impossible de séparer une jeune fille de sa mère, alors même, que la présence de celle-ci, constitue un empêchement presque insurmontable à la guérison.

Nous pensons que le massage doit être nécessairement fait par une personne de même sexe que la malade, afin d'éviter le genre d'excitation le plus nuisible : on interrompra les séances pendant la durée des règles, surtout si elles sont irrégulières ou anormales.

Comme technique, on peut employer l'effleurage et le pétrissage général : on a préconisé les pincements ; mais ce procédé nous inspire quelques doutes, bien que toute manipulation ait une certaine efficacité.

L'électricité sera appliquée, soit sous forme d'électricité statique (1), soit sous forme de faradisation ; une faible

---

(1) *De l'électricité statique et de son emploi en thérapeutique.* Dr P. Vigouroux. — Paris, J.-B. Baillère, 1882.

quantité d'électricité est suffisante et tant que l'on ne s'adresse qu'à l'état général, on doit préférer les bobines à fil fin.

Il est très difficile de se prononcer sur les résultats de l'intervention mécanique ou électrique dans le traitement des manifestations localisées de l'hystérie ; il faudrait d'abord écarter tout ce que peut produire une puissante suggestion que facilitent singulièrement l'autorité un peu vaine du spécialiste et l'image même des appareils ; les impressions perçues viennent encore ajouter à cette influence bien souvent prédominante. « L'imagination joue un trop grand rôle dans ces cas pour que nous puissions savoir ce qui revient de droit à l'influence du traitement (1). » Cependant, si opposé que nous puissions être à l'emploi de la thérapeutique psychique, nous jugeons que la suggestion du spécialiste, souvent involontaire, mais fondée dans l'esprit du malade est bien autrement inoffensive que la suggestion *sine materia* où pour mieux nous exprimer l'ordre de l'hypnotiseur qui ne peut être exécuté que grâce à une autorité dangeureuse acquise sur un cerveau débile. Si l'on veut faire de l'électricité, on se rapportera avec fruit aux conseils d'Onimus qu'on trouvera dans l'ouvrage cité ; mais l'auteur nous paraît assez sceptique et il a observé que l'amélioration du côté de la motilité n'arrive jamais qu'après la cessation des crises nerveuses.

Neurasthénie. — La neurasthénie, si récemment décrite, est une affection souvent méconnue et cependant peu rare. Elle peut, en effet, dit Erb, offrir la ressemblance la plus frappante avec une maladie grave de la moëlle épinière.

Le Dr Douglas Graham de Boston a particulièrement préconisé le massage contre la neurasthénie, surtout dans les cas où les médications les plus rationnelles ont échoué.

Nous joindrons à cette autorité celle de Murrell, qui a publié d'intéressantes observations, et, en France, celle de Dujardin-Beaumetz, cité par le Dr Oscar Jennings.

---

(1) *Traité d'électricité médicale*, par Onimus et Legros. — Paris, Alcan, 1888,

Il y a cependant peut être quelques réserves à faire sur les abus qui se sont glissés quelquefois dans l'application du *Weir-Mitchellisme*.

Benjamin Lee s'est élevé contre l'abus de la suralimentation, Zabludowsky croit que c'est une erreur de mettre les malades atteints de neurasthénie dans un hôpital ou un établissement privé où une quantité de valétudinaires sont rassemblés, car ils ne font rien de bon et il vaut mieux que le malade soit entouré de gens sains et forts que de personnes malades et impressionnables. Le même auteur, pense que plusieurs heures de massage sont de trop.

Murrell insiste pour qu'on ne confonde pas *isolement* avec *séquestration :* il demande qu'on laisse au malade une certaine initiative et même une certaine autorité si les circonstances le comportent.

Nous devons ajouter que la méthode de Weir-Mitchell a ses insuccès, surtout dans les cas d'hystérie : elle n'en constitue pas moins la plus efficace des thérapeutiques et il est incroyable qu'elle ait tant de difficulté à être adoptée par nos praticiens.

L'efficacité du massage et de l'électricité dans le traitement de l'hystérie et de la neurasthénie trouve sa justification dans la cause probable de ces maladies : troubles vaso-moteurs ou plutôt troubles de circulation ; parfois on constate sur les centres nerveux des phénomènes d'irritation indiscutables : bien souvent cependant, la pression sur les vertèbres ne donne aucun résultat tandis que l'application de courants faradiques rend l'excès de sensibilité manifeste ; les réflexes sont très rarement modifiés.

Nous lisons dans Murrell l'observation suivante :

« J'ai été consulté, il y a quelques mois, par un Monsieur dont l'occupation à la cité exigeait une grande activité cérébrale. Il me dit qu'il éprouvait la plus grande difficulté à faire ses affaires et que son aptitude au travail lui faisait complètement défaut. Jadis, il pouvait manipuler des masses de chiffres sans embarras, maintenant il s'embrouillait et plus il cherchait à se surmonter, plus il devenait insuffisant jusqu'au moment où il devait jeter de côté ses papiers car il craignait une attaque, sentant sa vue se troubler, ses mains devenir moites et son front se couvrir de sueur. Le malade ignorait la cause de son affection ; bien que tout lui réussît, il devenait chagrin et irritable. Il manquait de sommeil et d'appétit. Plusieurs médecins lui avaient prescrit le repos, le changement d'air et un régime. Ces traitements l'avaient amélioré sous plusieurs rapports ; mais en reprenant son travail, il retombait dans le même état. Quand je l'examinai, je ne trouvai aucun point sensible à la pression sur l'épine dorsale. J'appliquai alors un faible courant qui fut indolent jusqu'à la huitième dorsale : à ce moment, le malade se débattit et dit que je l'avais blessé ; une forte éructation eut lieu ; un courant plus faible donna le même résultat.

Je dis alors à mon client, quelque singulier que cela pût paraître, que je croyais que la cause de la maladie résidait dans la moëlle et cela était exact, car trois semaines de massage spinal le guérirent. De semblables observations ont été faites par nombre de médecins. »

Dans ces cas et d'autres du même genre tels que anémie spinale, irritation spinale, inhibition et troubles de nutrition, les Anglais pratiquent souvent la faradisation de la moëlle: le masseur est dans le circuit et effleure le dos ; le courant doit être assez faible pour n'éveiller aucune douleur ni chez le masseur ni chez le malade. Notre opinion est que même en agissant ainsi, la faradisation n'est pas sans quelques dangers, si, comme il arrive souvent, le diagnostic laisse la moindre incertitude.

Dans l'insomnie, le massage général a un effet certain (Dowse et Murrell). Le résultat n'est pas seulement certain mais prompt, le malade pouvant généralement dormir après la première séance ; mais il faut un massage fort bien fait, car « il y a une manière de *frotter* qui irrite et excite les nerfs » et on a produit ainsi des congestions cérébrales aiguës attribuées à ce seul motif.

Chorée. Le massage donne les meilleurs résultats dans cette maladie, il n'y a rien à changer à la technique indiquée par le D' Blache dès 1854 et préconisée par Millis, Goodhart James, John Philips et Busch. Au début, massage général, puis mouvements passifs, ensuite gymnastique (plus cérébrale que motrice) pour agir sur l'enfant par l'effet puissant soit de l'imitation, soit du rythme. Blache a rapporté 108 guérisons sans récidive.

Nous traiterons du goître exophthalmique et de l'angine de poitrine dans l'article consacré à la pathologie cardiaque.

Dans la paralysie agitante, le massage général produit une sensation de bien-être très appréciée par les malades ; elle améliore l'état général, supprimerait les sensations de chaleur et constitue encore le seul palliatif sérieux que l'on puisse opposer à cette affection ; on peut l'associer à la pendaison conseillée récemment par Charcot.

Nous nous sommes étendus plus haut sur le traitement de la migraine.

SYSTÈME NERVEUX CENTRAL

Gerst a obtenu de bons résultats du massage dans les traumatismes graves de la tête ; selon lui, l'effleurage, en prévenant les accidents d'hypérémie locale, en favorisant la résorption de l'exsudat, a exercé une action salutaire. Von Mosengeil intervient au début de l'hémorrhagie cérébrale, dans les congestions centrales et il nous a assuré avoir obtenu de beaux succès. Malheureusement il est très difficile de faire la part du massage, et l'ont voit souvent sans aucun traitement, se succéder chez le même malade l'apoplexie et le stertor, puis le retour graduel et quelquefois complet à la santé.

On peut traiter par le massage les accidents musculaires consécutifs aux lésions centrales et cette opinion a été soutenue par Ling, Branting, Georgii, Barnier et même

Von Mosengeil quoique avec réserve. Il est incontestable que si la lésion centrale est réparable on accélérera considérablement la marche de la guérison ; mais dans le cas contraire, lorsque la conductibilité est détruite sans espoir de retour, il n'y a rien à faire. On devra toujours, si on se charge d'un cas de ce genre, faire entrevoir au malade cette alternative : on sera d'ailleurs vite éclairé par le résultat obtenu.

Von Mosengeil emploie le massage et l'électricité dans le traitement de la paralysie infantile, mais avec des résultats variables : il faut d'abord agir avec la plus extrême réserve lorsqu'il y a des signes d'irritation spinale; selon lui, dans tous les cas d'affections de la moëlle on ne doit jamais (sauf quand la guérison est à peu près acquise) employer que des courants continus faibles et appliquer sur la région spinale que le pôle positif.

Le massage combiné à la galvanisation est préconisé en Angleterre par Dowse et Murrell contre la paralysie infantile. Ce dernier emploie le courant ascendant et applique en général le kathode vers la dixième vertèbre dorsale (1).

Pendant notre séjour à Bonn nous avons vu chez notre maître un enfant de neuf ans environ, à peu près idiot et atteint de paraplégie ou plutôt de paralysie de coordination des membres inférieurs, d'astasie, car chaque muscle se contractait très bien. Cet enfant disait quelques mots, reconnaissait très bien les personnes qui l'entouraient, mais c'était tout : il avait l'usage de ses membres supérieurs mais ne pouvait se tenir sur ses jambes : de temps en temps ses poignets et ses chevilles étaient agités par de petits mouvements de rotation non rythmés, les réflexes étaient exagérés. Ce malade était soumis au massage général et à l'électricité appliquée de la manière suivante : l'électrode négatif était placé sur l'abdomen, tandis que le médecin fermait le courant en exerçant des fric-

(1) Murrell. Massotherapeutics. London. Lewis 1889

tions de haut en bas dans différents sens sur le cuir chevelu. A notre départ, le malade paraissait un peu mieux mais il n'était pas encore solide.

On voit que la cure de certains cas qui paraissent défavorables peut être tentée et l'a été par des praticiens d'une autorité incontestée.

Von Mosengeil traite la plupart des sclérosés à marche chronique de la moëlle avec des résultats quelquefois brillants, souvent encourageants ; il est certain que le massage et surtout l'électrisation appliqués sans discernement peuvent produire les plus mauvais résultats, Althaus en a observé en Angleterre chez des malades traités par des empiriques et nous avons observé une rechûte sérieuse produite par l'emploi de la faradisation à Wiesbaden. En général, la faradisation doit être rejetée tant que la lésion centrale n'est pas guérie.

Dans le tabes, la massothérapie donne d'excellents résultats et supplée la suspension ; celle-ci a une action quelquefois plus rapide, mais dangereuse et moins sûre.

Dowse préconise la galvanisation contre les douleurs fulgurantes : « Ma pratique exclusive, toujours employée avec des résultats décidément satisfaisants, est d'appliquer sur l'épine dorsale un long électrode (anode) et de plonger les pieds dans un bain très chaud de chlorure de sodium concentré (kathode). Je renverse le courant une fois chaque trois minutes. La force du courant ne doit pas excéder dix milliampères. Le courant combiné donne de moins bons résultats. »

Dans les autres affections de la moëlle, tabes spasmodique, sclérose latérale amyotrophique, etc., le massage employé avec réserve est une bonne thérapeutique ; il permet de suppléer à l'insuffisance d'exercice musculaire, favorise la nutrition générale, supprime ou atténue les contractures et maintient la souplesse du tissu conjonctif; il agit favorablement sur les fonctions de la peau et sur la constipation habituelle, qui devient à la longue une complication et même une vraie cause d'aggravation.

Dans un cas d'atrophie musculaire progressive traité au début par Dowse, un traitement de trois mois par le massage et l'électricité statique a donné une amélioration manifeste.

Murrel rapporte une observation très curieuse sur cette matière.

« ... un cas de myélite chronique observé par moi, sert à montrer le bienfait qu'on peut retirer d'un traitement par le massage, même s'il est mené très imparfaitement. Et d'abord je n'ai vu le malade qu'à de longs intervalles, de sorte que je ne puis décrire exactement la marche de la guérison. Il s'agit d'un jeune ecclésiastique, curé à la campagne ; voici la cause supposée de la maladie : ce jeune homme se mouilla en faisant une longue course à cheval, une froide nuit d'hiver, pour aller porter à une pauvre femme très malade les secours de la religion.

Quand je vis pour la première fois ce jeune homme, en consultation avec le docteur Harrison de Braintree, il était couché sur le dos et paraplégié depuis la ceinture. Les cuisses étaient fléchies sur l'abdomen dans la plus douloureuse position. Il était abîmé par la douleur que soulageaient seulement des injections fortes et rapprochées de morphine. L'urine ne sortait que par la sonde et était fortement ammoniacale. La constipation était un symptôme des plus accusés, et on n'obtenait pas une seule garde-robe sans purgatif. La sensibilité était diminuée aux deux mains, la respiration irrégulière et spasmodique. Une sommité médicale, après avoir examiné ce malade, avait déclaré qu'aucun traitement n'aurait d'effet, et que selon toute probabilité, le malade ne vivrait pas dix jours. J'espérai mieux, et après avoir diminué la dose de morphine, je prescrivis pour chaque trois heures des pilules de physostigmine et de phosphore ; deux fois par jour, galvanisation de l'épine dorsale, massage des jambes. On eut beaucoup de peine à remplir ces prescriptions, mais on trouva enfin un homme qui, s'il n'était un masseur accompli, était au moins un bon

frotteur. Au bout de peu de semaines, des difficultés
surgirent à cause de la dépense entraînée par le traitement et celui-ci fut suspendu ou du moins très irrégulièrement fait. Je revis le malade environ six mois après :
il était encore au lit ; sur mes vives instances il se fit
masser pendant six semaines, puis survinrent de nouveaux
embarras et je ne revis mon malade que plus d'une année
après ; il rentra dans mon cabinet avec le masque de la
santé, menant presque correctement ses jambes. Il me dit
qu'il avait suivi mon traitement autant qu'il l'avait pu ; il
lui attribuait sa guérison. Il marche encore avec une
canne, mais il est assez bien pour accomplir avec ména-
gement ses devoirs religieux et pour officier sans difficulté.
Mʳ John Tweedy qui l'a vu avec moi, trouve qu'une de
ses pupilles a subi l'atrophie blanche et que l'autre montre
des signes de dégénérescence, mais le mal n'empire pas, et
même dernièrement sa vue s'est légèrement améliorée...
Nul doute qu'avec les services d'un masseur accompli, on
eût obtenu un résultat plus brillant et plus complet. Je
dois noter, quoique je ne sache pas qu'il y ait une relation
directe entre cette particularité et la maladie, qu'anciennement le malade avait eu un abcès lombaire traité
antiseptiquement par mon ami et collègue M. Boyce
Barrow. »

Il est une classe de maladies du système nerveux, dans
lesquelles il est difficile de savoir si l'on a affaire au
système nerveux central ou aux nerfs de la périphérie :
les symptômes sont analogues dans des cas où le siège
de la lésion (quand il peut être connu) est très variable.
Dans cette classe de maladies se place au premier rang la
crampe des écrivains ; cette affection singulière n'est
presque jamais identique à elle-même et revêt les caractères les plus divers ; il est certain que plusieurs affections
sont désignées sous ce même terme dont Jaccoud (1) a dit :
« Bien loin de constituer un terme univoque, il présente

(1) Jaccoud. *Traité de pathologie interne.*

toutes les formes connues des désordres de motilité qu'il semble résumer en lui. »

Benedikt a donné pour la crampe des écrivains une division généralement adoptée, quoique un peu schématique. On distingue, d'après lui, le type de contracture celui de tremblement et celui de paralysie ; on sait d'ailleurs que cette affection peut se produire dans toutes les professions qui réclament un exercice des doigts, et qu'elle peut se montrer successivement aux deux mains. On observe cette maladie chez les gens qui écrivent beaucoup et surtout chez ceux qui écrivent fin ou serré en modifiant l'attitude normale de la main.

Nüssbaum a inventé un mode de traitement assez ingénieux, mais dont les résultats, limités d'ailleurs à certaines formes de l'affection, sont très bien discutés dans l'ouvrage de Schreiber. Nüssbaum, dit Schreiber, part de cette idée que comme dans l'écriture ce sont presque exclusivement les fléchisseurs et les adducteurs des doigts qui sont actifs, et que c'est leur fatigue qui amène la crampe, on peut l'éviter ou la guérir, en mettant entre les mains du malade un appareil tel qu'il ne puisse écrire qu'en faisant fonctionner les antagonistes des muscles malades. Nüssbaum dit à ses malades : « Ecrivez beaucoup « avec cet appareil ; plus vous écrirez, plus vous guérirez « vite (1). » Voici les conclusions de cet auteur (2) :

« 1° Des individus atteints de crampe des écrivains « et qui ne pouvaient même griffonner leur nom, écrivent « à leur grande surprise quelques pages à l'aide de cet « appareil, sans aucune fatigue ;

« 2° Pendant son emploi, il n'y a pas trace de contrac- « ture ;

« 3° Tous disent éprouver une sensation de bien-être « dans les parties de la main qui auparavant étaient le « siège de douleurs. »

(1) *Traitement simple et efficace de la crampe des écrivains.* (Aertzl. Intelligenz-Blat), 1882, n° 39.

(2) V. *Traité pratique de massage*, J. Schreiber. — Paris, Doin, 1884.

Cette méthode n'exclut d'ailleurs pas le massage et la gymnastique qui seront pratiqués suivant la méthode préconisée en France par le docteur Vigouroux et que l'on trouvera exposée en détail dans l'ouvrage de Norstrom.

C'est le massage et la gymnastique musculaire de l'avant-bras; la gymnastique comprend l'exercice de chaque groupe musculaire et l'effort est mesuré par la résistance au mouvement qu'oppose la main du masseur; nous croyons que c'est à Ling que l'on doit rapporter la paternité de ce genre d'exercice musculaire. Quant à celle du traitement, les allemands nous la discutent. On peut aussi faire concourir l'électricité au traitement de la crampe des écrivains. Bien que les auteurs ne soient pas absolument d'accord sur le mode d'application de cet agent thérapeutique, on s'entend cependant sur l'application exclusive des courants continus; ceux-ci, suivant la forme de l'affection, devront être descendants ou ascendants, mais toujours faibles en quantité. Le pronostic devra être réservé, surtout si l'affection est ancienne et prononcée et sans admettre littéralement le jugement de Canstatt : « beaucoup d'essais, peu de résultats », on doit considérer cette maladie comme rebelle, difficile à guérir et sujette aux récidives.

Voici une observation personnelle très brillante à ce sujet :

Coussinet, comptable, 49 ans.

Ancien rhumatisant atteint d'insuffisance aortique avec rétrécissement, rentré à l'Hôtel-Dieu pour un psoriasis. Famille nerveuse et rhumatisante, mère rhumatisante cardiaque. La crampe a commencé il y a deux ans. Début du traitement le 20 janvier 1890 ; bracelet de Nüssbaum, massage et galvanisation descendante ; guérison en en quelque sorte immédiate ; au bout de quatre jours le malade peut écrire six heures par jour sans aucune gêne.

Il peut même, en quittant son bracelet, écrire en petite

ronde sans crampe, ce qu'il ne pouvait faire en aucune façon auparavant. Le bracelet est quitté le 11 février et aucune crampe ne s'est manifestée jusqu'au 16 du même mois.

Voici un spécimen de l'écriture du malade au moment de la crampe, et le jour de la première application de l'appareil de Nüssbaum. (Les passages où la crampe s'est manifestée sont soulignés.)

NÉVRALGIES.

Sciatique. — Ce que nous allons dire de la sciatique s'applique aux névralgies dans lesquelles il est très difficile, cliniquement au moins, de diagnostiquer le siège de la lésion. Dans ce cas, elle est souvent centrale, mais on ne peut l'affirmer sur ce seul trait.

La première considération à établir est celle-ci : la névralgie n'est-elle pas causée par une autre affection dont le siège est tel qu'on ne puisse intervenir utilement par le massage ? Certains masseurs prétendent que même dans ce cas, le massage diminue ou supprime les douleurs. Le Docteur Fourrière, de Paris, élève comme nous de l'Ecole de Bonn, a observé un cas où le massage a donné les meilleurs résultats : il s'agissait d'un mal de Pott.

Dans le cas d'une tumeur, de quelque nature qu'elle soit, c'est contre elle avant tout que devra être dirigé le traitement.

Bien souvent d'ailleurs, le massage échoue contre les névralgies, même avec le concours de l'électricité.

Ce premier point éclairci, on doit rechercher si l'on n'est pas en présence d'une manifestation secondaire d'une maladie des centres nerveux. Les considérations qui permettront de faire cette distinction n'ont pas leur place dans cet ouvrage, mais elle est capitale surtout au point de vue du mode d'application de l'électricité.

Écriture du malade après une séance prolongée.
La crampe a coïncidé avec les mots soulignés.

Écriture du malade, *le même jour*, avec l'appareil de Nüssbaum;
Ainsi que le montre la dernière ligne, l'appareil n'empêche pas d'écrire des mots très longs.

La sciatique d'origine centrale est rebelle, et plus difficile à guérir que les autres. On devra aussi examiner l'état général du malade et s'assurer de la présence des éléments spécifiques, rhumatisme, syphilis, tuberculose, blennorrhagie même.

La technique du traitement est assez simple. Les muscles de la région et même des régions voisines étant généralement atteints, on les examinera avec soin ; l'effleurage et le pétrissage leur sera appliqué. On massera aussi le tronc du nerf s'il y a lieu de bas en haut, avec les phalanges des quatre derniers doigts fléchis, au fond de l'interstice facile à trouver sur la face postérieure de la cuisse.

On emploiera les courants continus en appliquant l'électrode négatif sur l'abdomen et l'électrode positif sur le trajet du nerf et sur les points douloureux : dans toutes les affections de ce genre, il ne faut que de petites quantités électriques. La claudication qui accompagne la sciatique ne peut être traitée que par la gymnastique physique et cérébrale ; en effet, depuis longtemps, dans la plupart des cas, le malade marche mal et a *désappris* la coordination musculaire nécessaire à la marche normale.

Ce fait que Du Bois Raymond a mis depuis longtemps en lumière a été savamment appliqué par Schreiber au traitement de la sciatique, et, les manœuvres douloureuses inutiles de cet auteur mises à part, nous adoptons entièrement sa méthode et son chevalet que l'on peut d'ailleurs facilement suppléer dans la pratique.

L'élongation du sciatique par la flexion forcée de la cuisse sur le bassin n'a donné que des résultats très discutés ; Von Mosengeil qui l'a essayée la condamne formellement. Nous avons récemment obtenu un succès brillant en suivant la technique que nous préconisons.

Il s'agissait d'un cas très favorable : la sciatique en elle même paraissait en voie d'amélioration, mais le malade boîtait énormément et c'était à coup sûr le cas d'employer la gymnastique de Schreiber.

Hôpital de la Conception. St-François n° 4, L. A. 38 ans,

limonadier. Sciatique à droite. Alcoolique, suspect de syphilis, début sans intérêt depuis 8 ans. A été traité par les révulsifs de toute espèce ; présente actuellement une claudication assez considérable : le malade peut à peine marcher ; les douleurs sont modérées. Atrophie modérée des muscles du côté malade ; points modérément douloureux. Réflexes normaux. Massage, courants continus , gymnastique de Schreiber.

Au bout de 10 jours le malade qui ne souffre plus, peut é'ever le pied jusqu'à un mètre dix centimètres, la marche s'améliore de jour en jour : huit jours plus tard la marche est correcte, le malade peut courir, le sol étant embarrassé d'obstacles mis au hasard : la guérison est complète. Pendant les dix derniers jours, douches générales, et en jet sur le membre malade. C'est là sans contredit le plus beau résultat que le massage nous ait donné.

Nous avons traité plus haut des névralgies articulaires. Si le massage donne des résultats incontestables dans les affections du système nerveux central, il agit à coup sûr dans celles du système nerveux périphérique : paralysies à frigore et névralgies. La technique est la même : nous recommandons surtout l'effleurage et le pétrissage dont les effets sont plus sûrs que ceux du tapotement et de la percussion. Dans les névrites, les résultats obtenus sont variables.

Güssenbauer a observé dans sa clinique un agent de la sûreté, âgé de 34 ans, qu'il a traité pour une névralgie du fémoro-cutané contractée à la suite d'un refroidissement ; huit jours de traitement ont suffi pour faire disparaître la claudication, la douleur et la sensibilité à la pression. On trouvera dans les auteurs de nombreuses observations, mais il y a aussi des insuccès, surtout dans les névralgies faciales et les paralysies du facial ; Gottbieb a donné une observation où le massage a guéri cette dernière affection, mais les vues de Charcot sur elle justifient la résistance qu'elle offre parfois au traitement.

Nous recommandons, à ce sujet, de ne pas être trop

exclusif dans le choix des méthodes appliquées au traitement des maladies de cette espèce. Nous avons en ce
moment en traitement un jeune homme atteint de névralgie
rebelle compliquée probablement de névrite : la cause de
son mal paraît être un furoncle de l'aisselle et le début de
l'affection remonte à deux ans environ; le massage a paru
produire une aggravation ; les courants descendants, la
galvanisation unipolaire positive qui nous a donné de
nombreux succès ont successivement échoué et ce n'est
que l'électricité statique dout l'indication paraissait
douteuse (V. cependant W. J. Morton, Mémoire lu à
l'Association neurologique américaine) qui a réussi à
donner un résultat durable.

. La sclérodermie qui paraît être une affection nerveuse
est justifiable du massage : on recherchera les points
douloureux de la colonne vertébrale et l'on appliquera le
pôle positif sur ces points.

Nous parlerons ici du myxœdème puisqu'on admet que
cette maladie est due à un trouble fonctionnel du sympathique cervical. On traite aujourd'hui couramment le
myxœdème par le massage et la galvanisation : plusieurs
observations ont été publiées et nous en donnerons une de
Dowse. Il s'agit d'une dame de cinquante ans. Sa démarche
chancelante, sa face bouffie à traits de masque, sa parole
hésitante, la pâleur de sa peau les lèvres exceptées,
étaient bien suffisantes pour établir le diagnostic. Le mari
de la malade était fort inquiet ; il dit que l'affection était
survenue subitement et que son médecin lui avait donné
un pronostic désespéré.

Dans ce cas les symptômes objectifs et subjectifs étaient
parfaitement indiqués, frappant la mémoire, le caractère,
le sommeil, le mouvement et la sensibilité.

La malade a pris une masseuse exercée qui pratiquait
deux fois par jour un massage général : chaque matin
faradisation des membres et de la moëlle. Comme remède,
du bromure le soir. Au bout d'un mois, le mieux se faisait
sentir ; deux mois après la malade était presque guérie ;

sa démarche restait un peu indécise, la voix était claire, sans hésitation de la parole ; elle pouvait faire un kilomètre sans tomber, tandis qu'elle n'aurait pu faire cent mètres sans aide. Le même traitement a amené au bout de six mois une guérison complète. Nous devons ajouter que cette affection survenant après soixante ans est de règle incurable, et abrège la durée de la vie. Le pronostic est favorable (hopeful) chez les jeunes sujets.

Nous ne pouvons terminer ce chapitre sans mentionner les paralysies toxiques qui sont heureusement traitées par le massage combiné à l'électricité.

Paralysies diphtériques. Le docteur Arvid Kellgren rapporte le cas d'une fille de quinze ans soignée par Mœbius de Leipsik : après une diphtérie sérieuse, elle eut une paralysie portant sur le voile du palais, les extenseurs et fléchisseurs des deux jambes.

Elle fut guérie complètement en deux mois et dix-huit séances. Quatre mois après, il ne s'était manifesté aucune rechûte.

Paralysies alcooliques. Nous ne croyons pouvoir mieux faire que de rapporter une observation personnelle recueillie à l'Hôtel-Dieu de Marseille.

Paraplégie alcoolique.

4. Salle Ste-Elizabeth, n° 22. X. 38 ans.

La malade, à raison de sa profession, est suspecte de syphilis, mais n'en présente pas de stigmates : elle est nerveuse sans signes certains d'hystérie : elle a été atteinte progressivement de parésie douloureuse des membres inférieurs, portant surtout sur les extenseurs ; réflexe rotulien manque.

La malade ne peut marcher qu'appuyée sur les bras de deux personnes et encore ne fait-elle ainsi que quelques pas. Massage, galvanisation descendante trois fois par semaine ; au bout de huit séances, la malade marche sans peine seule, les muscles et surtout les extenseurs ont repris de la consistance et de la force. Le traitement a commencé vers le 10 décembre. Le 22 janvier faradisation gros fil. Le 31 janvier, la malade quitte l'hôpital; elle marche très bien et on ne remarque plus qu'un peu de faiblesse et une légère parésie dans l'extenseur du gros orteil.

Dowse a obtenu d'excellents effets du même traitement dans la paralysie saturnine.

ARTICLE 5. — *Affections du système circulatoire et des reins.*

Affections du cœur. — Nous croyons que dans les affections cardiaques avec altérations organiques, le massage exerce une action des plus salutaires et qu'il doit toujours faire partie de l'hygiène de la maladie. Dans les affections aortiques, il modère les congestions et facilite la circulation dans les petits vaisseaux.

Dans les affections mitrales, il permet de lutter, pour un temps au moins, contre les œdèmes; il favorise la diurèse et se trouve un aide puissant de ce que l'on a appelé le cœur périphérique.

En diminuant la tension veineuse, il retarde la dilatation et la dégénérescence cardiaques. Le massage à secousses, congestionnant rapide de l'organe central, régularise les contractions du cœur et imprime une excitation favorable à sa circulation propre.

L'application de la massothérapie aux maladies du cœur est une de ces vieilles choses qui sont redevenues neuves; conseillée par Arétée et Galien, elle avait été oubliée. Georgii a retiré les meilleurs résultats du massage à secousses dans les syncopes cardiaques, et il agissait réellement ainsi sur les contractions de l'organe, bien que Norstrom exprime une opinion contraire.

Selon Dowse, les seules contre-indications au massage dans les affections cardiaques sont l'anévrysme et la surcharge (ou dégénérescence) graisseuse.

Le massage a été employé avec succès contre les varices et surtout pour consolider les cicatrices si fragiles des ulcères variqueux.

On obtient aussi par des déchirements sous-cutanés la guérison de la téléangiectasie et des angiômes.

On est même allé plus loin, et Kochmann n'a pas hésité à masser une phlegmatia alba dolens post-puerpérale dès le premier jour. Le succès a couronné cette tentative téméraire ; mais sans aller jusque-là, nous pensons que l'on peut masser sans crainte quoique avec les plus grandes précautions dès que la période d'état est passée et l'on réduira ainsi de beaucoup la longue durée de cette affection qui laisse bien souvent après elle un amaigrissement et une dénutrition du membre entier.

Dans tous les cas d'œdème, le massage est indiqué et bien que souvent l'infiltration se reproduise pendant quelque temps, on abrège la durée du mal et on supprime pour un temps la compression très réelle exercée sur les parties profondes qui gardent leur volume et leur vitalité.

Dowse a traité un malade de cinquante ans en convalescence de dothiénentérie ; l'examen de la circulation ne donnait rien, la vigueur générale était satisfaisante, mais les extrémités inférieures étaient si infiltrées que la marche causait une gêne considérable ; la médication tonique ne donnant aucun résultat, le malade a été soumis au massage : au bout d'une semaine, la guérison fut complète.

Notons que, selon Dujardin-Baumetz, le massage a encore pour effet d'augmenter la sécrétion de l'urée.

Névroses du cœur. — Le massage combiné à l'électrisation a été très employé depuis quelque temps contre l'angine de poitrine et le goître exophthalmique.

Muhlherger a employé avec succès l'effleurage et le pétrissage de la région dans la première de ces maladies, et nous avons vu, dans la clinique de Stretch Dowse, une malade chez qui la thyroïdite et les accidents cliniques de la maladie de Basedow avaient reçu, grâce à ce traitement, une amélioration manifeste.

Selon une observation de Murrell, le massage employé contre l'angine de poitrine serait au moins inoffensif.

L'électrisation doit être faite avec la plus grande prudence et suivant les règles tracées par Onimus et Duchenne, nous ne devons pas oublier, en effet, que selon ce dernier savant, « la faradisation du pneumogastrique et du laryngé « supérieur est extrêmement dangereuse, car elle peut pro- « duire, à une dose même faible, l'arrêt du cœur et de la « respiration. »

Cet expérimentateur a eu même l'occasion d'observer des accidents graves qui, avec les précautions connues, ne se sont plus reproduits.

Ganglions lymphatiques. — Le meilleur mode de traitement des pléiades ganglionnaires est l'extirpation lorsqu'elle est possible et acceptée par le malade. Si une de ces deux conditions n'est pas remplie, on peut avoir recours soit au massage simple, soit au massage avec injection interstitielle (Dʳ Korbl), soit à l'électrolyse. Les injections interstitielles n'ont donné, jusqu'à présent, que fort peu de résultats ; elles exigent un chirurgien soigneux, car, pour peu que la plaie soit infectée, on a des abcès et des ulcérations de fort mauvais aspect ; il en est de même de l'électrolyse dont les résultats ne sont pas constants. Les abcès qui se produisent se limitent souvent aux couches superficielles et se ferment au bout de deux ou trois jours, mais il n'en est pas toujours ainsi, et dans un cas rapporté par Korbl, l'abcès fut suivi d'une fistule qui resta ouverte pendant six mois (1). Les résultats du massage ne sont pas constants, et malgré l'opinion favorable de Weissemberg et d'Estradère, on ne peut jamais d'avance compter sur un succès.

Les affections des reins sont puissamment améliorées par le massage général et par celui des régions envahies par l'œdème. Gerst a même donné un succès obtenu dans un

(1) Zur Behandlung d. Lymphome. Wiener med. Wochenschr. N° 19. 1882.

cas de convulsions urémiques. On sait, d'ailleurs, les relations étroites qui existent entre les fonctions de la peau et celles des reins. Reibmayr masse les scarlatineux convalescents avec succès, et nous conseillerons cette méthode pour les varioleux à la période de desquammation, la néphrite variolique pouvant être attribuée aussi bien aux changements survenus momentanément dans les fonctions de la peau qu'à l'action du virus sur le rein. Nous avons entendu exprimer ces vues par le docteur Coste, et son opinion est au moins aussi probable que l'autre, plus séduisante à une époque où la bactériologie a su expliquer tant de choses.

Selon plusieurs auteurs, le massage agirait favorablement sur la diurèse; ce sont les conclusions des travaux de Bela Weis, Bum, Pouloubinski et Hirschberg. Ce serait surtout le massage de l'abdomen qui produirait ces résultats; nous ne saurions contester l'exactitude des observations produites à l'appui de cette thèse, mais notre expérience personnelle nous oblige à formuler des réserves contre la généralité de cette action. Il n'est pas rare de constater, en effet, des insuccès, soit en procédant au massage abdominal, soit même en y ajoutant le massage général, qui est, à notre avis, la pratique la plus rationnelle dans le traitement des affections rénales.

Art. 6. — Tube digestif et annexes.

La dilatation de l'estomac et la constipation sont deux affections dont le pronostic a changé depuis qu'on a su leur appliquer le massage et l'électricité. Il en est de même de l'obstruction intestinale par tumeur fécale, dont nous avons déjà parlé dans le chapitre précédent.

La dilatation stomacale n'est pas toujours guérissable : si elle est ancienne, si elle est considérable, on ne doit pas s'attendre à un rapide succès; on améliorera l'état de son malade, mais on ne peut rien contre un organe dégénéré, contre des tissus enflammés depuis longtemps et dont les éléments utiles ont disparu ou à peu près. On doit appeler dilatation considérable celle où l'estomac dépasse l'ombilic. Le massage de l'estomac se fait en même temps que le massage de l'abdomen et de la même façon; on devra seulement, au début, ménager l'estomac, quelquefois très sensible. Les gastrites chroniques sans dilatation seront traitées de même pourvu qu'il n'y ait ni ulcération ni tumeur de l'organe. Ces applications du massage qui commencent à devenir populaires en France sont, paraît-il, assez anciennes en Autriche; elles ont été recommandées notamment par Graham, Nothnagel, Ewald et Reibmayr.

Le docteur Rubens Hirschberg a publié (1) plusieurs observations heureuses de gastrites chroniques et de dilatations stomacales; on trouvera dans son mémoire un manuel opératoire du massage de l'abdomen, mais nous ne le rapporterons pas, le jugeant inférieur à celui qui nous a été enseigné. Voici les conclusions de cet auteur :

« Le massage stomacal est un agent puissant pour activer « les contractions de l'estomac et pour réduire la durée du « séjour des aliments dans cet organe..... Le massage « abdominal, surtout dans sa forme superficielle et légère, « sera appliqué avec avantage dans les crises gastralgiques « sans lésion organique, dans les phénomènes réflexes, « hoquet, les différentes convulsions de l'estomac, les phé- « nomènes vaso-moteurs. » Sur ces derniers phénomènes nous ferons des réserves, car ils sont cliniquement peu connus et le tort de tous les masseurs, est de vouloir trop généraliser leurs résultats.

La constipation, si elle n'a pas pour cause un rétrécissement des voies digestives, trouve dans le massage un remède souverain, surtout si on associe à cette méthode la faradisation ; en général, au bout de deux ou trois séances, on obtient des selles spontanées, alors que les malades

(1) Dr Rubens Hirschberg. *Bulletin de Thérapeutique*, Septembre 1887 et Juillet 1889.

usaient depuis longtemps d'évacuants artificiels ; bien souvent, en traitant la constipation, on améliore l'état général à ce point que le traitement des affections concomitantes qui en ont été la cause ou l'effet, s'en trouve facilement mattre, alors qu'on ne savait plus comment agir.

. Berne a, d'après son expérience personnelle, donné les conclusions suivantes sur le massage abdominal :

1° Le massage abdominal est le meilleur traitement des constipations rebelles ;

2° Les séances ne doivent pas dépasser vingt minutes, et au début, il en faut une au moins par jour ;

3° En général, l'effet recherché se produit à la sixième séance et se continue longtemps après la cessation du traitement ;

4° On doit exercer des pressions sur le fond de la vésicule biliaire, afin d'en provoquer la contraction et de favoriser l'écoulement de la bile ;

5° Le massage augmente la sécrétion du suc gastrique et stimule la contraction des tuniques du gros intestin.

6° L'action mécanique directe du massage s'ajoute à l'action réflexe et, sous son influence, l'action physiologique de l'intestin s'exerce mieux.

Selon Auerbech, les troubles de la digestion, et surtout la constipation, sont une des meilléures indications du massage. S'il n'y a pas de complications spéciales, mais seulement des troubles de sécrétion, on peut toujours arriver à la guérison dans un ou deux mois, trois et quatre mois étant un pire aller.

Le massage convient admirablement *(admirably)*, selon Murrell, aux femmes qui souffrent de la constipation, surtout si elle est due à la laxité des parois abdominales. L'action est probablement triple :

1° Augmentation des sécrétions ;

2° Stimulation des mouvements périslaltiques ;

3° Action mécanique directe.

Murrell ne parle pas de la restauration des muscles de l'abdomen, son opinion n'est donc pas contradictoire de celle de Von Mosengeil, énoncée plus haut.

Le docteur Bueler a publié une statistique de vingt cas : il donne 18 guérisons, une rechûte après deux mois (entérite chronique avec dilatation stomacale), la constipation persiste, mais la dyspepsie a été guérie.

Bien souvent l'insuccès provient d'une erreur de diagnostic. Nous en avons un dans un cas de constipation rebelle, consécutive à l'ablation d'un volumineux kyste hydatique du foie.

Dans un autre cas de constipation avec dyspepsie et dilatation stomacale, la dyspepsie et la dilatation ont cédé, la constipation a persisté, mais le malade était atteint de rétrécissement intestinal consécutif à une typhlite et à une entérite chroniques.

Enfin, dans un dernier cas que nous donnons parce que l'erreur est assurément plus fréquente qu'on ne le croit, un rétrécissement du rectum avait passé inaperçu : l'insuccès était certain d'avance.

La constipation peut revêtir la singulière apparence d'une affection chirurgicale, témoin l'observation suivante (1) :

« Une demoiselle de 19 ans me fut amenée pour une scoliose ; la déformation était faible, la convexité de la courbe étant à gauche. La malade s'inclinait assez et était vite fatiguée ; elle était de plus très maigre et anémique ; appétit faible, langue chargée, haleine fétide, mains et pieds très froids. L'examen de l'abdomen révéla une tumeur fécale volumineuse à l'S iliaque ; la malade avoua être très constipée, ne venant bien souvent à la garde-robe qu'une fois par semaine.

J'ai observé beaucoup de cas de ce genre ; le massage combiné à un régime convenable en a bientôt raison. »

Dans le cas de dilatation du rectum, on aura avantage à porter directement un électrode dans cet organe qu'on aura modérément rempli au moyen d'un lavement d'eau salée.

(1) Warrington Havard. *Lancet,* 28 Avril 1888.

Obstruction intestinale. — Il arrive souvent que la compression exercée sur l'intestin par une tumeur voisine, occasionne une constipation rebelle, contre laquelle le massage agit victorieusement : nous avons parlé plus haut, dans les leçons de notre maître, des tumeurs fécales qui donnent lieu, soit à des symptômes diarrhéiques, soit à ceux de l'obstruction complète. On sait que cette affection peut comporter un pronostic très grave et qu'elle résiste parfois à l'emploi des purgatifs et aux injections gazeuses dans l'intestin. Ce dernier procédé donne souvent lieu à l'expulsion des matières et nous l'avons une fois employé avec succès dans le service et sur la prescription de M. le D\u0072 Coste. L'électricité et le massage agissent encore plus sûrement en désagrégeant la tumeur et en excitant énergiquement la contractilité intestinale.

Nous allons citer une observation due au D\u0072 Bitterlin et publiée dans l'*Union Médicale* du 18 mars 1882.

« M. B., cultivateur à Baume, âgé de 56 ans, d'une constitution robuste, n'ayant jamais fait de maladies antérieurement, me demande dans la nuit du 12 janvier. Cet homme souffre de coliques atroces, se tord dans son lit ; j'examine le ventre qui est un peu ballonné ; pas de hernie, la langue n'est pas chargée, le pouls est régulier, normal, n'accusant aucune fièvre ; point de vomissement. Le malade a mangé un peu le soir, est encore allé à la selle dans la journée ; croyant être en présence de coliques par suite d'une irritation intestinale, je prescris cinq centigrammes de chlorhydrate de morphine, dix grammes d'eau de laurier-cerise, potion gommeuse cent vingt grammes, un lavement d'eau de son avec de l'huile, cataplasme sur le ventre. Les douleurs se calment un peu la nuit pour devenir assez vives le lendemain matin ; prescription : soixante grammes d'huile de ricin. Le malade avoue être très difficile à purger. L'huile est vomie avec des mucosités ; pas de selle ; un lavement de séné avec du sulfate de magnésie ne ramène rien. Dans la journée, des vomissements bilieux se déclarent ; les coliques continuent ; frictions avec pommade de belladone

et de jusquiame sur le ventre et cataplasmes. Malgré toute
la médication employée, les vomissements persistent et la
constipation reste opiniâtre ; le ventre commence à se
ballonner. Je ne remarque aucune tumeur dans la région
abdominale ; aucune grosseur ni douleur dans la fosse iliaque
droite ; par le toucher, aucune accumulation de matière
fécale dans la partie supérieure du rectum ; nul doute que
je me trouve en présence d'une obstruction intestinale. Les
jours suivants, le ventre se ballonne davantage ; je prescris
vingt grammes d'eau-de-vie allemande ; le médicament est
rejeté par les vomissements ; on continue les frictions bella-
donées et le malade prend des bains qui paraissent soulager
un peu les coliques.

Le vingt janvier, se déclarent des vomissements féca-
loïdes ; le ventre se ballonne à l'extrême jusqu'à la région
épigastrique ; les coliques sont toujours violentes, le hoquet
se déclare, le facies se décompose, les traits commencent à
se gripper et le pouls devient très fréquent ; l'état général
prend une grande gravité.

Traitement : glace sur le ventre, lavements de tabac ; pas
de selle.

Le vingt-deux au matin, les yeux sont excavés, le nez
effilé, les joues creuses, les lèvres décolorées ; le malade se
trouve dans la torpeur ; l'anxiété est très accusée par suite
de la dyspnée qui s'accroît ; la peau est couverte d'une sueur
visqueuse, le pouls est petit, rapide, l'urine rare et épaisse,
la voix est brisée, l'intelligence intacte. L'électricité ne produit aucun résultat ; je prescris une pilule avec quinze centigrammes d'huile de croton ; les vomissements continuent
et la constipation est toujours opiniâtre. Le soir, trouvant
le malade à toute extrémité, l'idée me vient de masser et
de malaxer fortement la région abdominale ; cette pratique
est fort douloureuse ; quelques instants après, de violentes
coliques se déclarent, on entend des gargouillements
et le malade va du ventre. Les vomissements cessent, le
ventre devient moins ballonné ; il reste encore quelques
petites coliques ; les jours suivants, les gardes-robes se

rétablissent régulièrement, le ventre s'affaisse et la convalescence commence.

Des cas heureux d'obstruction guéris par le massage ont été rapportés par les docteurs Krivïakin, Goralevitch, Nekrasoff, Golbeek et Treves.

Tympanisme abdominal. — Lorsque cet accident est lié à une gastrite chronique, lorsqu'il fait partie du syndrôme constipation, le massage produit d'excellents effets, mais chez les jeunes filles et surtout chez les hystériques, on rencontre parfois des insuccès.

Hémorrhoïdes. — Il est assez singulier de voir le massage appliqué au traitement d'une pareille affection ; nous devons cependant citer l'opinion du Dr Bueler :

« Je suis si satisfait des résultats du massage de l'abdo-
« men contre les hémorrhoïdes que ce sera désormais le
« le premier remède que je conseillerai à mes clients. »

On a enfin traité par le massage la péritonite après la période aiguë.

Dans *l'étranglement herniaire,* les indications du massage sont celles du taxis.

. Le massage du foie et de la rate ne peut être fait que d'une façon imparfaite et on n'agit que sur une portion limitée de l'organe.

Cependant Georges Harley (1) préconise avec observations à l'appui le massage pour obtenir la progression des calculs dans les voies biliaires et leur expulsion de la vésicule.

Selon Gopadze, dans quatorze cas de catarrhe du canal choléoque, manifestés par la jaunisse, la constipation alternant avec de la diarrhée, la perte de l'appétit, le massage a donné la guérison dans un délai moyen de huit jours.

Dans tous les cas d'ictère, le massage est indiqué ; ce n'est plus alors au massage du foie, mais au massage général qu'il faut avoir recours.

(1) *Illustrated Medical News,* 20 octobre 1888.

Art. 7. — Maladies de l'appareil génito-urinaire.

Chez l'homme, le traitement des rétrécissements de l'urèthre par la dilatation est un véritable massage : on peut aller encore plus vite en imprimant à la bougie des mouvements combinés de rotation et de va-et-vient : c'est la méthode de Bardinet.

Épididymite. — Différents masseurs, notamment notre maître, ont massé avec succès les épididymites aiguës et chroniques. Nous renvoyons à ce sujet au chapitre précédent : ce traitement doit être fait par un masseur exercé, car il exige des frictions d'une douceur exceptionnelle au début : l'expérience a démontré qu'il est efficace.

On l'emploiera aussi contre l'orchite traumatique ; nous ne connaissons pas de cas où l'on ait massé le testicule syphilitique, ni le testicule tuberculeux, mais ce sont des tentatives qui mériteraient d'être faites.

Chez la femme, on a usé et abusé du massage. Si on débarrasse cette méthode de tout ce qu'elle a d'inutile et d'immoral, il en reste en somme assez peu de chose. Le massage de l'abdomen, indiqué d'avance contre la constipation qui accompagne toutes les affections utérines, suffira déjà s'il est bien fait à agir favorablement sur l'organe.

Nous ne sommes pas les premiers à blâmer les procédés de Thure Brandt, qui, d'ailleurs, n'était pas médecin. Malmsten les qualifie d'indécences, et, selon Reibmayr, ils blessent trop la pudeur pour que la méthode ait des chances de succès.

Si l'utérus est volumineux, on pourra l'atteindre par la voie sus-pubienne et il suffira d'agir ainsi pour amener la rétraction de l'organe après la délivrance ou pour masser un utérus hypertrophié sans néoplasme. Le même procédé pourra être appliqué aux affections péri ou para-utérines, à l'ovarite, enfin aux inflammations anciennes du petit bassin. Le massage a aussi été employé dans l'hématocèle, mais on doit, dans toutes les affections gynécologiques, se souvenir que l'on a affaire à un péritoine souvent très susceptible d'être enflammé ; or, si on peut prévenir ou arrêter la marche d'une arthrite aiguë, il n'en est pas de même de la péritonite.

Nous pensons cependant qu'il reste beaucoup à faire en gynécologie, même si on se restreint aux manœuvres que toute femme peut accepter.

Les ressources de l'électricité et surtout celles de la chirurgie permettent d'ailleurs souvent d'arriver à la guérison, et il faut en tout savoir se garder de l'exclusivisme qui accompagne trop souvent la spécialisation en médecine.

On trouvera dans tous les ouvrages une observation heureuse de Winiwarter où un kyste de l'ovaire a été arrêté dans sa marche par le massage : l'action des manœuvres sur les œdèmes périphériques est d'ailleurs très rationnelle, et il y a là au moins un traitement palliatif qui, à l'occasion, peut être une précieuse ressource.

ARTICLE 8. — MALADIES GÉNÉRALES. AFFECTIONS DIVERSES.

L'action bienfaisante du massage général en fait un accessoire hygiénique du traitement de la plupart des maladies générales.

Le diabète, l'anémie, la chlorose, la dyspepsie, la neurasthénie, etc., trouvent dans cette méthode le plus rationnel des traitements.

On sait, en effet, par les travaux de Bouchardat, de Külz et de Zimmer que l'exercice musculaire amène la diminution du sucre dans l'urine. En Allemagne, on masse tous diabétiques, ce qui est une preuve *a posteriori* de l'efficacité de la méthode.

Toutes les fois qu'il y a une élimination à favoriser, comme dans l'ictère, le même traitement se trouvera indiqué.

Nous allons maintenant passer en revue une série de maladies dans lesquelles le massage a été conseillé et sur lesquelles nous n'avons pas cru devoir nous étendre longuement.

Empoisonnements. — S'agit-il d'une intoxication chronique, le massage général est indiqué ; dans la plupart des intoxications aiguës il est dangereux ; en accélérant la circulation, en amenant une plus grande quantité de poison au contact des centres nerveux, il augmente l'action toxique : c'est ainsi qu'il est contre-indiqué dans les intoxications aiguës par l'alcool, le chloroforme, l'opium. Toutefois la flagellation, qui n'est pas un massage et qui produit l'effet inverse, peut, dans ces circonstances, donner de bons résultats.

Emphysème pulmonaire. — La gymnastique des muscles respiratoires et des muscles bronchiques, donne d'excellents résultats dans les bronchites chroniques ; mais à condition que l'emphysème ne soit pas encore constitué ; plus tard, on peut recourir au massage général, mais il n'y a pas d'indication spéciale comme sembleraient l'indiquer les termes de Schreiber.

Pleurésie. — Après une pleurésie, il n'est pas rare de constater une parésie, souvent liée à l'atrophie des muscles respiratoires du côté malade ; il faudra traiter ces malades par le massage et l'électrisation, mais avec réserve, car la tuberculose est probable.

Tuberculose pulmonaire. — C'est à dessein que nous employons ce terme car, *à priori*, le massage pourrait donner de bons résultats dans la phthisie fibreuse et dans la phthisie syphilitique.

Au début même de l'invasion, alors que souvent le diagnostic est encore obscur, on peut retirer de bons effets du massage et surtout de la gymnastique respiratoire, mais plus tard, lorsque le malade en est à la période de consomption, ce traitement devient plus nuisible qu'utile et on doit, au contraire, prescrire l'exercice le plus modéré dans une station maritime ; nous avons montré dans une étude parue il y a peu de temps dans le *Marseille Médical*, que même à cette période de la maladie, l'air marin exerce une influence des plus salutaires (1).

Affections du nez, de la gorge et du pharynx. — Il est possible que le massage exerce une action salutaire sur ces affections, mais il faut se garder des exagérations qui ont été publiées : ainsi, nous lisons dans l'ouvrage de Reibmayr :

« Il n'y a pas d'astringent même administré rapidement
« qui vaille un massage du cou habilement pratiqué....
« Weiss a massé le cou dans certains cas de laryngite
« catarrhale et de *croup, en une seule séance* il a pu conju-
« rer les menaces d'asphyxie et diminuer l'aphonie. »

On lit avec peine ces lignes dans un des meilleurs ouvrages publiés sur le massage.

Maladies des yeux. — Le massage oculaire ne fait pas partie de l'enseignement de Von Mosengeil : c'est pour cela que nous n'en avons pas encore parlé : notre expérience personnelle est muette à cet égard, mais nous devons résumer en quelques lignes ce qui est acquis sur cette question. On trouvera le manuel opératoire du massage oculaire décrit, dans l'ouvrage de Reibmayr, traduit par Petit, suivant les indications de Pagenstecher.

Norstrom a publié quelques observations intéressantes à ce sujet mais il reconnaît qu'il n'est pas rare de rencontrer des insuccès.

Abadie a traité par ce procédé le blépharospasme et le

(1) Air marin (influence chez les tuberculeux à l'hôpital du Pharo), par Gilles, *Marseille Médical*, 1887, p. 93.

spasme nocturne des paupières : il a réussi et on pouvait le prévoir.

Dans les affections de la conjonctive le succès devient plus problématique et le traitement appliqué aux différentes espèces de conjonctivites, notamment les formes : granuleuse, phlycténulaire et blennorrhagique (1), a donné des résultats variables.

Dans les affections cornéennes, quelques succès ont été obtenus, surtout dans les opacités. Norstrom conclut sur cette question et l'expérience permet de le faire, que « le « massage de l'œil est un procédé facile, d'une action « rapide, non douloureuse et qui peut rendre des services « d'autant plus grands dans le traitement des affections « chroniques de la cornée, qu'on aura affaire à des sujets plus « jeunes et qu'on associera au massage proprement dit la « pommade au précipité jaune et un traitement général « reconstituant. »

Les résultats obtenus dans les cas d'iritis, de cyclite, de glaucome et d'affections de la sclérotique, sont discutés et ne peuvent encore être considérés comme définitivement admis.

Maladies de l'oreille. — Nous nous en tenons à ce sujet aux réserves que nous avons exprimées au sujet des maladies du pharynx, etc.; malgré l'autorité de Gerst, nous avons peine à croire que le massage du cou puisse venir à bout des otites suppurées.

SUPPLÉMENT

Monsieur Lucas Championnière a fait paraître, il y a peu de temps, une étude sur *Le Massage et la Mobilisation dans le traitement des fractures;* malheureusement, nous ne

(1) Voyez, notamment sur ce sujet les travaux de Klein (Wiener, Med. Presse, nᵒˢ 9, 10, 12, 15, 1882).

l'avons pas reçue à temps pour la citer au moment utile, mais nous y avons trouvé des idées qu'il est de notre devoir de relever. On est surpris de voir un auteur aussi érudit, se proclamer le *seul* à s'être occupé de la question ; les travaux des élèves de l'auteur sont *seuls* cités, et M. Lucas Championnière déclare que : « en dehors des considérations « de M. Bourguet et Tilanus après Mezger... tous les traités « et toutes les monographies sur le massage sont absolu- « ment muets sur le traitement des fractures par le mas- « sage. » Ainsi, d'après l'aveu de l'éminent chirurgien, le massage n'aurait été appliqué qu'en 1884 au traitement des fractures. Une affirmation pareille est si peu vraisemblable, que ni Mezger, ni Von Mosengeil, ni les successeurs de Volkmann, ni Starke, s'il vit encore, car son traité sur les fractures date d'une quinzaine d'années, ni les nombreux chirurgiens d'Allemagne qui pratiquent *couramment* le massage dans leurs cliniques n'y répondront. Krause nous a affirmé qu'à Halle cette méthode était généralisée depuis longtemps avec quelques tempéraments que l'encombrement des services a peut-être suggérés.

Sur un autre point, les opinions de cet auteur nous paraissent sujettes à critique.

Après avoir traité très légèrement la technique du massage, M. Lucas Championnière reconnaît et insiste même sur les difficultés de l'exécution : « Le tour de main est d'une « importance capitale »

Or, comme nous l'avons dit plus haut, le tour de main ne s'acquiert qu'au bout d'un certain temps, et cet apprentissage durera longtemps (aux dépens des malades), s'il n'est fait auprès d'un maître ou au moins conformément aux données d'une technique très précise ; et encore il est des manœuvres qu'il *faut* avoir vu faire pour les pratiquer convenablement : ainsi, dans les arthrites aiguës du genou, par exemple, on ne saurait arriver d'emblée à pétrir profondément les muscles postérieurs de la jambe sans imprimer de mouvements ni de secousses à l'articulation et à se passer d'un aide qui soutienne le membre : ce sont là cependant des manœuvres élémentaires.

Ce n'est pas que nous voulions prendre la défense des prétendus masseurs de nos grandes villes ; nous déclarons bien
haut qu'ils ne savent rien de leur métier et qu'on ne peut
leur confier rien de sérieux ; mais les principes que nous
avons donnés plus haut n'en subsistent pas moins, et si
M. Lucas Championnière veut bien nous passer les cinq
termes : effleurage, pétrissage, massage à frictions et tapotement, nous reconnaîtrons avec lui que les manœuvres
manuelles n'ont pas besoin d'une nomenclature embrouillée
bonne à remplir la bouche des charlatans.

L'auteur nie l'indication du pétrissage dans le traitement
des fractures : nous professons une opinion contraire et
nous affirmons qu'en pétrissant les régions voisines du foyer
jusqu'à une assez grande distance, on augmente sensiblement la résorption ; c'est d'ailleurs la conséquence directe
des expériences de Mosengeil.

Seulement, un pareil pétrissage ne peut être effectué que
par un masseur habile ; il doit être fait *profondément* et
cependant *avec une grande douceur*, ce qui exige une main
exercée ; un homme de l'art peut seul s'en charger, et il est
nécessaire qu'il ait l'habitude du massage ; nous pensons
que la technique de M. Lucas Championnière, qui n'est
qu'une description diffuse et incomplète de l'effleurage et
du massage à frictions est insuffisante, et qu'il est nécessaire de formuler, comme nous l'avons fait, une technique
précise pour chaque région. C'est seulement ainsi que
l'œuvre à la vulgarisation de laquelle a concouru si puissamment M. Lucas Championnière, pourra donner tous ses
résultats. Toutes ces réserves n'amoindrissent pas l'œuvre
du chirurgien que nous venons de citer. C'est à lui que
revient l'honneur d'avoir fait accepter le principe de la méthode en France, et cela malgré la défiance du plus grand
nombre des chirurgiens.

TABLE DES MATIÈRES

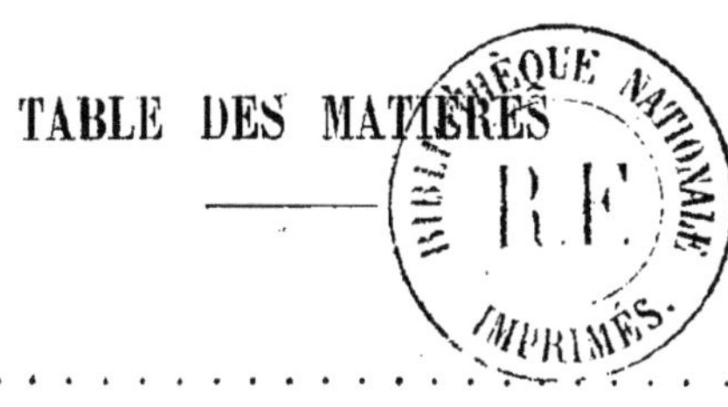

Marseille. — Typ. et lith. BARLATIER et BARTHELET, rue Venture, 19.

www.ingramcontent.com/pod-product-compliance
Ingram Content Group UK Ltd.
Pitfield, Milton Keynes, MK11 3LW, UK
UKHW020841120726
13693UKWH00002B/762